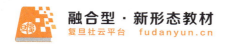

老年人吞咽障碍康复训练

主　编　田　莉　陈　欢　向艳华
副主编　张立男　熊明月　李孟斐　曾德昕

復旦大學出版社

本书编委（按姓氏笔画排列）

田　莉（长沙民政职业技术学院）
过　宇（株洲市中心医院）
向艳华（长沙民政职业技术学院）
李孟斐（长沙民政职业技术学院）
杨　柳（长沙民政职业技术学院）
肖泓康（长沙卫生职业学院）
吴大锐（重庆护理职业学院）
张立男（湖南中医药高等专科学校）
陈　欢（株洲市中心医院）
易宇龙（株洲市中心医院）
袁　缘（株洲市中心医院）
郭　潇（河北医科大学第一医院）
黄　典（永州市中心医院）
曹英倩（天津滨海汽车工程职业学院）
曾德昕（长沙卫生职业学院）
熊明月（永州市中心医院）

健康养老专业系列教材编委会

学术顾问　吴玉韶（复旦大学）
编委会主任　李　斌（长沙民政职业技术学院）

编　　委
唐四元（中南大学湘雅护理学院）
张永彬（复旦大学出版社）
黄岩松（长沙民政职业技术学院）
范　军（上海开放大学）
田奇恒（重庆城市管理职业学院）
杨爱萍（江苏经贸职业技术学院）
朱晓卓（宁波卫生职业技术学院）
罗清平（长沙民政职业技术学院）
王　婷（北京劳动保障职业学院）
高　华（广州卫生职业技术学院）
张国芝（北京青年政治学院）
陶　娟（安徽城市管理职业学院）
李海芸（徐州幼儿师范高等专科学校）
王　芳（咸宁职业技术学院）
罗　欣（湖北幼儿师范高等专科学校）
刘书莲（洛阳职业技术学院）
张伟伟（聊城职业技术学院）
朱建宝（复旦大学出版社）

石晓燕（江苏省社会福利协会）
郭明磊（泰康医疗管理有限公司）
邱美玲（上海九如城企业（集团）有限公司）
丁　勇（上海爱照护医疗科技有限公司）
关延斌（杭州暖心窝科技发展有限公司）
刘长松（上海福爱驿站养老服务集团有限公司）
李传福（上海瑞福养老服务中心）
谭美花（湖南康乃馨养老产业投资置业有限公司）
马德林（保利嘉善银福苑颐养中心）
曾理想（湖南普亲养老机构运营管理有限公司）

编委会秘书　张彦珺（复旦大学出版社）

前 言

Preface

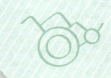

社会经济的高速发展伴随着人口老龄化进程加速,老龄化日趋成为世界高度关注的社会问题。据预测,到2025年,中国65岁及以上的老年人口将超过2亿人。到2050年,中国老年人口将接近4亿人。随着年龄的增加,老年人各种生理功能的衰退也随之加剧,60岁及以上老年人吞咽障碍发生率为13%,养老机构老年人吞咽障碍发生率约为30%。吞咽障碍是指由于下颌、唇、舌、软腭、咽喉、食管括约肌或食管功能受损导致进食或饮水吞咽时的咽下困难。吞咽障碍可造成肺炎、脱水、营养不良等各种并发症,这些并发症严重影响患者生活质量,甚至导致死亡,欧洲吞咽障碍协会发布的白皮书中已将吞咽障碍纳入老年综合征的表现之一。众多研究表明,科学规范的吞咽障碍训练可降低营养不良、脱水、误吸等不良并发症的发生率,有助于提高患有吞咽障碍的老年人的生活质量。本教材介绍的内容对应了老年人吞咽障碍康复需求,适用于职业教育健康养老类专业,如智慧健康养老服务与管理、老年保健与管理、护理学(老年护理)等。

本教材分为6个工作领域26个工作任务,从吞咽结构和正常吞咽过程的认知开始,全面阐述老年人吞咽障碍的筛查评估、临床吞咽评估、间接训练、摄食训练;此外,口腔护理、误吸及窒息紧急情况预防和处理等常见吞咽障碍康复护理均有介绍。本教材具有以下特点:①内容新颖。书中有许多内容是作者们同步吸收的国内外先进技术,如口腔感觉及运动训练技术、食物选择与调配等。②技术实用。所介绍的技术与方法均来自吞咽障碍康复实践,有近100幅彩色技能操作照片,80多个视频材料,文、图、视频并茂,力争文字简练易懂,技术浅显易学。③形式创新。每个工作任务结合《国际功能、残疾和健康分类》理念列出了任务情境、任务目标、任务书、任务分配,既有问题驱动、知识梳理等环节,也有步骤清晰的任务实施流程,每个任务结尾处配有评价反馈,帮助读者自我评价或者互评。

本教材的视频材料可通过手机扫二维码供学习者随时随地观摩。本教材适用面广泛,是从事老年人吞咽障碍照护的护士、治疗师、养老护理员必备的工具书,也是老年人及其家属的良师益友。

编 者
2024年4月

目 录
Contents

工作领域一　老年人吞咽障碍康复基础认知　001
　　工作任务1　吞咽结构和正常吞咽过程　001
　　工作任务2　老年人吞咽障碍的定义及临床表现　007

工作领域二　老年人吞咽障碍筛查评估　012
　　工作任务1　饮水试验类评估一——洼田饮水试验　012
　　工作任务2　饮水试验类评估二——标准吞咽功能评估量表　017
　　工作任务3　不同稠度质地食物筛查——容积-黏度吞咽测试　022
　　工作任务4　无须进食或进水筛查方法一——反复唾液吞咽试验　027
　　工作任务5　无须进食或进水筛查方法二——简易吞咽诱发试验　031
　　工作任务6　吞咽障碍自我筛查——进食评估问卷调查工具(EAT-10)　035

工作领域三　老年人吞咽障碍临床吞咽评估　039
　　工作任务1　口颜面和喉部功能评估　039
　　工作任务2　口腔卫生评估　047
　　工作任务3　临床吞咽功能评估　052

工作领域四　老年人吞咽障碍间接训练　058
　　工作任务1　口腔感觉训练技术　058
　　工作任务2　口腔运动训练技术——舌运动体操　065
　　工作任务3　口腔运动训练技术——唇运动体操　070
　　工作任务4　口腔运动训练技术——下颌运动体操　075
　　工作任务5　口腔运动训练技术——咽部训练　079

工作任务 6　气道保护手法 083
工作任务 7　神经肌肉电刺激疗法 087
工作任务 8　呼吸训练技术 091
工作任务 9　间歇球囊扩张术 095

工作领域五　摄食训练 100

工作任务 1　进食准备及要求 100
工作任务 2　食物选择与调配 105
工作任务 3　进食体位与姿势 113

工作领域六　其他方法 119

工作任务 1　口腔护理 119
工作任务 2　误吸的预防 125
工作任务 3　窒息的处理 130

参考文献 134

工作领域一

老年人吞咽障碍康复基础认知

工作任务 1　吞咽结构和正常吞咽过程

任务情境

【功能水平】王奶奶,58 岁,唇闭合无力,咧嘴、噘嘴欠充分,舌向左、右、上、下运动欠充分,舌轮替运动差,软腭上抬可,咽反射(+),主动咳嗽力量欠佳,交流尚可,吞咽困难。

【活动水平】日常生活自理。

【参与水平】常住家中,偶与家人聚会并参与社区老年娱乐活动。

【个人与环境】有退休工资,老伴身体健康,长期互相照护。

请为刘奶奶解释正常吞咽运动过程和造成吞咽困难的原因。

任务目标

1. 熟知吞咽器官结构与功能,理解正常吞咽运动过程。
2. 能根据老年人的吞咽状况解释造成吞咽障碍的原因,能进行正常吞咽运动的科普宣讲。
3. 能创新设计绘制吞咽障碍科普图册,具有科普大众意识,养成细心观察老年人反应、耐心询问老年人感受的职业习惯,有效进行吞咽指导和宣教。

任务书

表 1.1.1　任务及时间分配表

任　　务	时 间 分 配	实际完成时间
1. 分组:小组成员	3 分钟	
2. 填表:任务分配表	2 分钟	
3. 研读:知识梳理	5 分钟	
4. 讨论:3 个引导问题	5 分钟	

(续表)

任　务	时间分配	实际完成时间
5. 演练：解释正常吞咽运动过程和造成吞咽困难的原因	5分钟	
6. 评价	5分钟	

任务分配

表1.1.2　问题讨论分配表

小 组 成 员	讨论任务分工
	思考并回答引导问题 第____题
	思考并回答引导问题 第____题
	思考并回答引导问题 第____题

问题驱动

● 问题1：吞咽器官有哪些？具有哪些结构和功能？

● 问题2：正常吞咽运动过程是怎样的？

● 问题3：如果刘奶奶听不懂，记性不好，你怎么办？

知识梳理

一、吞咽器官的结构和功能

参与吞咽的器官包括口腔、咽、喉及食管等。

1. 口腔

口腔是吞咽器官的起始部分，其前壁为上下唇，侧壁为颊，上壁为腭，下壁为口腔底。口腔向前经口唇围成的口裂通向外界，向后经咽峡与咽相通。口腔被上下牙弓和牙龈分为口腔前庭和固有口腔，口腔期吞咽障碍时口腔前庭易滞留食物。

舌具有协助咀嚼、吞咽食物及感受味觉的功能,舌部分位于口腔,部分位于咽部。舌肌包括舌内肌和舌外肌。舌骨为一U形骨,位于舌与喉之间,具有高度的活动性,作为咀嚼、吞咽和语言活动的稳固的基础。舌骨上肌群包括二腹肌、下颌舌骨肌、茎突舌骨肌、颏舌骨肌,其作用为上提舌骨,使舌升高,因而能协助推食团入咽。舌骨下肌群位于颈前部,包括胸骨舌骨肌、肩胛舌骨肌、胸骨甲状肌、甲状舌骨肌,其作用为下降舌骨和喉。

腭构成口腔的上壁,分割鼻腔和口腔,由前2/3的硬腭和后1/3的软腭构成。软腭向后下斜行的游离缘称为腭帆,腭帆中央向下的指状突起称为腭垂。自腭帆向两侧各有前后两条弓状皱襞,前方者移行于舌,称为腭舌弓,后方者移行咽侧壁,称为腭咽弓。腭垂、腭帆游离缘、腭舌弓及舌根共同围成的狭窄部,称为咽峡,是口腔与咽的分界处。软腭肌包括腭帆张肌、腭帆提肌、腭垂肌、腭舌肌和腭咽肌。在咀嚼时,软腭可随时与舌根紧密接触,形成舌腭连接,阻止食物提前漏入咽部;当准备吞咽时,软腭上抬,与咽后壁接触,封闭鼻咽与口咽之间的通道,防止食物从鼻腔里反流。

2. 咽

咽是一个上宽下窄,前后略扁呈漏斗状的肌性管道。以软腭和会厌上缘为界,自上而下分为鼻咽、口咽、喉咽三部,分别与鼻腔、口腔和喉腔相通。口咽与喉咽是消化道和呼吸道的共同通道。

在口咽部,舌根后部正中有一矢状位黏膜皱襞连至会厌,称为舌会厌正中襞,其两侧的凹陷称为会厌谷,为异物停留处。在喉咽部,喉入口两侧各有一深窝,称为梨状隐窝,亦为异物易滞留处。

咽壁的肌层由咽缩肌和咽提肌相互交织而成,咽缩肌包括咽上、中、下缩肌,呈叠瓦状排列,吞咽时各咽缩肌自上而下依次收缩,将食团推入食管。咽提肌位于咽缩肌深部,包括腭咽肌、咽鼓管咽肌和茎突咽肌。咽提肌收缩时,上提咽喉,舌根后压,会厌封闭喉入口,食团越过会厌,经喉进入食管。

3. 喉

喉是呼吸的管道和发声的器官,以软骨为支架,借关节、韧带和喉肌连接而成。喉的活动性较大,可随吞咽或发音上下移动。喉的软骨包括甲状软骨、环状软骨、会厌软骨、杓状软骨和楔状软骨等,喉肌包括喉外肌和喉内肌。喉返神经麻痹引起的误咽一般发生于咽部,多由于喉关闭不全所致。

4. 食管

食管是胃肠道上部一富有伸缩性的肌性管道,长约25厘米,上端平第6颈椎,与咽相连,下端平第10~11胸椎,经贲门与胃相连,可分为颈、胸和腹三部。食管有三处狭窄,第一处为咽与食管相连处;第二处为左主支气管跨越食管前左方处;第三处为食管穿过膈肌处,为异物易滞留部位。食管上括约肌是食团进入食管的第一个关口,有两个功能:①防止吸气时空气进入食管;②防止食物反流入咽腔,以免误入气管。食管下括约肌处的内压较胃内压高,可防止胃内容物反流入食管。

二、正常吞咽运动过程

1. 认知期

也称先行期。包括对将要摄取食物的硬度、一口量、温度、味道、气味的认知,决定进食的速度及食量,同时预测口腔内处理方法,直至入口前的阶段。对于正常人,这个阶段是不会被意识到的,但若存在意识障碍、吞咽失用、其他认知障碍等,就会在这一阶段发生问题,进而影响整个摄食—吞咽的发生。

2. 口腔准备期

将食物摄入口腔并咀嚼的阶段。正常的味觉、触觉、温度觉、本体觉以及唇舌等肌肉的协调运动,是非常重要的。口腔准备期可随意控制,在任何时候都可以停止。食物进入口腔后,咽与喉处于静止状态,呼吸道开放且自由呼吸。

基本过程为:①口张开纳入食物,唇闭合保证食物不从口腔溢出。②舌根与软腭相接避免食物进入咽,鼻腔开放,自由呼吸。③唇舌感知食物的味道、温度和质地,舌不断将食物移动到磨牙处,食物被舌、侧方脸颊、上下磨牙固定,下颌在两侧进行前伸和后缩,并伴有升降运动,食物得到充分研磨,然后通过节律性研磨运动食物被压缩和粉碎。与此同时,舌将粉碎的食物进行搅拌,使其与唾液充分混合,形成合适黏度的适合吞咽的食团,为下一步食物运动和吞咽作准备。④口腔内食物保持,食物在舌和硬腭之间保持,由口轮匝肌、舌根、软腭、腭舌肌和腭咽肌共同完成。

3. 口腔期

把咀嚼形成的食团送入咽部的阶段。这阶段为随意运动过程,舌部开始向后推送食团的时刻为口腔期的开始,而食团越过腭舌弓的时刻为咽期的开始。

基本过程:舌尖与硬腭接触并逐渐向后挤压,以缩小口腔空间,提高口腔内压,舌部由前向后呈波浪形上抬,推动食团进入咽腔。此期时间短,一般少于1.5秒。

4. 咽期

通过吞咽反射将食物从咽送到食道入口处的阶段,食物前端超过口咽部为咽期的开始,进入上食道为咽期的结束。一般在1秒钟内完成,在此期间伴有呼吸运动的瞬间停止。在咽期,食物通过腭舌弓之后,舌根部向上后推挤食物,软腭上抬与咽接触,鼻腔关闭,会厌反转,盖住呼吸道,构状软骨内收并向前使得声门关闭,咽部肌肉有顺序地收缩,增加咽部内压,让食物顺利通过咽。环咽肌放松,使得食道入口处打开,让食物顺利进入食道。

5. 食管期

以蠕动运动和重力作用向下把食团由食管向胃部移送的阶段,这阶段为不随意运动过程,一般8～20秒。食管以蠕动性运动将食团输送到胃,食管入口处的下咽部的环咽肌及贲门处的食管胃括约肌可以防止逆流。食团在食管内的转运与重力以及腹腔内压有关,因此,体位变化可以改变食团通过食管的顺畅度。

三、吞咽障碍科普宣教注意事项

(1) 注意使用通俗易懂的语言,避免理解困难。

(2) 认真观察老年人的神情,是否有面露难色,老年人记忆力差,可绘制符合老年人特征的科普图册,方便老年人理解和记忆。

任务实施

本任务为解释正常吞咽运动过程和造成吞咽困难的原因,具体实施流程如表1.1.3所示。

表1.1.3 解释正常吞咽运动过程和造成吞咽困难的原因任务实施流程

流程	任 务	情 境
工作准备	1. 环境准备:整洁、宽敞、明亮,温度、湿度适宜。	
	2. 治疗师准备:洗净双手,着装整洁。	

（续表）

流程	任 务	情 境
沟通评估	3. 老人准备：理解和配合，取端坐位。 4. 物品准备：白纸、彩色笔、描线笔。 1. 沟通。携带用物，向老人说明解释的原因、讲清关键步骤，叮嘱老人不懂随时提问，取得老人注意和(或)配合，询问老人对操作过程是否存在疑问等。 2. 评估。对老人进行综合评估(可通过老人和家属了解)： (1) 全身情况(精神状态、二便、睡眠等)。 (2) 局部情况(体位、食物性状等)。 (3) 特殊情况(体重是否减轻、咳嗽反射)。	
实施过程	1. 向老人讲解参与吞咽运动的器官的结构与功能。 2. 观察并询问老人是否理解，向老人讲解正常吞咽运动的过程。 3. 观察并询问老人是否理解，向老人解释造成吞咽障碍的原因。 4. 观察并询问老人是否理解并记忆。 5. 绘制符合老年特征的吞咽障碍科普图册。	
观察整理	1. 随时观察老人反应及其感受，发现异常立即停止。 2. 健康宣教：根据老人反应，对其进行心理疏导，建立康复信心。 3. 整理用品，洗手。	

评价反馈

表1.1.4可作为自评表，也可作为互评表。

表1.1.4 评价表

班级：		评价者姓名：	被评价者姓名：	
学习任务		任务名称：解释正常吞咽运动过程和造成吞咽困难的原因		
评价项目		评 价 标 准	分值	得分
素质 30	纪律情况	1. 无无故缺勤、迟到、早退现象。	3	
		2. 准备好学习用品并清点齐全。	3	
		3. 穿着实训服，严格遵守实训室要求。	3	
	职业素质	1. 自己的工位桌面、地面整洁无杂物。	3	
		2. 与小组成员、同学之间能合作，协调能力强。	5	
		3. 能做到尊老助老护老、细心爱心耐心关心。	5	
	自主学习	1. 按时完成工作页，书写整齐，内容完整准确。	4	
		2. 多次交流讨论，见解新颖有创意。	4	

（续表）

评价项目		评价标准	分值	得分
技能 50	工作准备	1. 治疗师洗净双手，着装整洁；老人取端坐位。	5	
		2. 物品准备齐全。	5	
	评估实施	1. 学会解释正常吞咽运动过程和造成吞咽困难的原因。	20	
		2. 记录老人的反应、操作时间。	10	
	健康宣教	1. 心理健康教育。	5	
		2. 树立康复信心。	5	
知识 20	知识掌握	1. 熟知吞咽器官结构与功能，理解正常吞咽运动过程。	10	
		2. 能根据吞咽器官功能分析解释造成吞咽障碍的原因。	10	
合　　计			100	

工作任务 2　老年人吞咽障碍的定义及临床表现

任务情境

【功能水平】夏爷爷,75岁,基本能完成正常交流,语言清晰度稍差,吞咽困难,大部分食物可顺利咽下,干硬食物吞咽费力,咧嘴、噘嘴欠充分,主动咳嗽力量欠佳,鼓腮可,舌轮替运动稍慢,软腭上抬可,下颌运动可,主动咳嗽力量稍减弱。

【活动水平】日常生活活动自理。

【参与水平】常住家中,在老伴陪同下出门买菜、散步。

【个人与环境】有居民医疗保险,老伴身体健康,与老伴、女儿共同居住。

请为夏爷爷解释吞咽障碍的定义及临床表现。

任务目标

1. 熟知吞咽障碍的定义及表现。
2. 能根据老年人的状况解释吞咽障碍的定义及临床表现,能进行吞咽障碍安全合理进食的科普宣讲。
3. 能创新设计绘制吞咽障碍科普图册,具有科普大众意识,养成细心观察老年人反应、耐心询问老年人感受的职业习惯,有效进行吞咽指导和宣教。

任务书

表 1.2.1　任务及时间分配表

任　　务	时间分配	实际完成时间
1. 分组:小组成员	3分钟	
2. 填表:任务分配表	2分钟	
3. 研读:知识梳理	5分钟	
4. 讨论:3个引导问题	5分钟	
5. 演练:解释吞咽障碍的定义及临床表现	5分钟	
6. 评价	5分钟	

任务分配

表 1.2.2 问题讨论分配表

小 组 成 员	讨论任务分工
	思考并回答引导问题 第____题
	思考并回答引导问题 第____题
	思考并回答引导问题 第____题

问题驱动

- 问题 1：吞咽障碍的定义是什么？

- 问题 2：吞咽障碍的临床表现有哪些？

- 问题 3：有吞咽障碍的老年人如何安全合理地进食？

知识梳理

一、吞咽障碍的定义

吞咽障碍是指由于下颌、双唇、舌、软腭、咽喉、食管括约肌或食管功能受损，不能安全有效地把食物由口送到胃内取得足够营养和水分的进食困难。狭义的吞咽障碍是指从外部摄取的食物和水分通过口腔、咽和食道进入到胃的过程中所出现的问题。

二、吞咽障碍的临床表现

1. 吞咽障碍常见征兆与表现

（1）不愿在公开场所进餐，进食时有情绪变化。
（2）反复发热，反复肺部感染，不明原因的体重减轻。

(3) 患者主诉吞咽不畅，进食后有梗阻感。

(4) 吞咽后食物残留在口腔内。

(5) 言语清晰度下降，吞咽后出现湿音，或者出现不能发声或喘息声。

(6) 吞咽时出现呼吸变化。

(7) 口、鼻反流，流口水，进食后呕吐。

(8) 无法自己进食，进食需要辅助，摄食量减少。

(9) 进食时间、次数、种类、姿势有明显的改变。一是时间改变：时间延长或进食时突然中断，进食速度加快或减慢；二是进食种类改变：偏好某种质地的食物，比如偏好吃某种质地较硬或较软的食物；三是进食次数改变：分次吞咽，不能像往常一样一次吞咽动作便能将所有口腔内食物安全咽下，需要两次或是两次以上的动作才能完成；四是吞咽时姿势改变：需要通过改变姿势才能顺利完成吞咽动作，如仰头吞咽、侧头吞咽、点头吞咽等。

(10) 一口量减少：正常人一口量为20毫升，吞咽障碍者的一口量明显减少。

(11) 进食/饮水前、中、后呛咳。

(12) 隐性误吸。

2. 吞咽障碍各期常见临床表现

表1.2.3　吞咽障碍各期常见临床表现

分期	症状
认知期	①无法辨识食物；②不能意识到自己即将进食，进食时摆弄食物；③看到食物无任何反应；④进食动作异常；⑤进食时头颈部做某种刻板动作；⑥难以将食物放入口中。
口腔准备期与口腔期	①口水过多或不足；②下颌位置异常及运动障碍；③下颌松弛或过度闭合，向左、右、上、下运动障碍；④舌头运动障碍：肌力、肌张力、协调障碍，无法控制食团；⑤唇运动障碍：不能完成唇闭合、鼓腮等动作；⑥咀嚼肌无力；⑦软腭运动障碍；⑧口腔感觉功能异常；⑨无牙或假牙松弛；⑩吞咽后食物残留口腔内；⑪食物从鼻腔反流。
咽期	①吞咽启动延迟；②吞咽幅度减弱，喉部上抬无力或几乎无；③咽反射无或减弱；④呼吸异常，无法屏气呼吸；⑤说话无力音或气息音；⑥主动咳嗽无力；⑦进食梗阻感，即食物残留在会厌谷或梨状窝；⑧痰液等分泌物增多；⑨声音嘶哑，吞咽后出现湿音；⑩吞咽后立即反流；⑪频繁"清嗓子"。
食管期	①进食后胸痛、胸部有烧灼感；②进食后胸骨后有堵塞感；③进少量食物便有饱胀感；④呕吐、反酸；⑤平卧后食物反流至口腔；⑥食管动力障碍。

三、吞咽障碍安全合理进食的注意事项

(1) 应选择既有代偿作用又安全的体位。无法取坐位的老年人可取躯干30度仰卧位，颈部前屈，偏瘫侧肩背部垫高，喂食者位于老年人健侧喂食。

(2) 尽量选择密度均匀、黏性适当、不易松散、通过咽与食道时易变形且很少残留于黏膜上的食物，进食后可饮用少量水，交互吞咽。

(3) 建议每口进食量为5～20毫升，每次间隔30秒左右。

(4) 通常每餐进食的时间控制在45分钟左右为宜。

(5) 密切观察老年人是否存在咳嗽、音质改变等异常,避免呛咳、误吸及肺部感染等。

任务实施

本任务为解释吞咽障碍的定义及临床表现,具体实施流程如表1.2.4所示。

表1.2.4 解释吞咽障碍的定义及临床表现任务实施流程

流程	任务	情境
工作准备	1. 环境准备:整洁、宽敞、明亮,温度、湿度适宜。	
	2. 治疗师准备:洗净双手,着装整洁。	
	3. 老人准备:理解和配合,取端坐位。	
	4. 物品准备:白纸、彩色笔、描线笔。	
沟通评估	1. 沟通。携带用物,向老人说明解释的原因、讲清关键步骤,叮嘱老人不懂随时提问,取得老人注意和(或)配合,询问老人对操作过程是否存在疑问等。	
	2. 评估。对老人进行综合评估(可通过老人和家属了解): (1) 全身情况(精神状态、二便、睡眠等)。 (2) 局部情况(体位、饮食的食物性状等)。 (3) 特殊情况(认知状态、嗓音、体重是否减轻、咳嗽反射等)。	
实施过程	1. 向老人讲解吞咽障碍的定义。	
	2. 观察并询问老人是否理解,向老人解释吞咽障碍的临床表现。	
	3. 观察并询问老人是否理解,向老人讲解安全合理进食的注意事项。	
	4. 观察并询问老人是否理解并记忆。	
	5. 绘制符合老年特征的吞咽障碍安全合理进食的科普图册。	
观察整理	1. 随时观察老人反应及其感受,发现异常立即停止。 2. 健康宣教:根据评估结果,给老人开展进食安全、饮食营养等健康宣教。 3. 整理用品,洗手。	

评价反馈

表1.2.5可作为自评表,也可作为互评表。

表1.2.5 评价表

班级:		评价者姓名:	被评价者姓名:		
学习任务		任务名称:解释吞咽障碍的定义及临床表现			
评价项目		评 价 标 准	分值	得分
素质 30	纪律情况	1. 无无故缺勤、迟到、早退现象。	3	
		2. 准备好学习用品并清点齐全。	3	
		3. 穿着实训服,严格遵守实训室要求。	3	
	职业素质	1. 自己的工位桌面、地面整洁无杂物。	3	
		2. 与小组成员、同学之间能合作,协调能力强。	5	
		3. 能做到尊老助老护老、细心爱心耐心关心。	5	
	自主学习	1. 按时完成工作页,书写整齐,内容完整准确。	4	
		2. 多次交流讨论,见解新颖有创意。	4	
技能 50	工作准备	1. 治疗师洗净双手,着装整洁;老人取端坐位。	5	
		2. 物品准备齐全。	5	
	评估实施	1. 学会解释吞咽障碍的定义及临床表现。	20	
		2. 记录老人的反应、评估时间。	10	
	健康宣教	1. 进食安全的宣教。	5	
		2. 营养饮食的宣教。	5	
知识 20	知识掌握	1. 熟知吞咽障碍的定义及临床表现。	10	
		2. 能为吞咽障碍老人进行安全合理进食的科普宣教。	10	
合　　计			100	

工作领域二

老年人吞咽障碍筛查评估

工作任务 1　饮水试验类评估一——洼田饮水试验

任务情境

【功能水平】刘奶奶,65岁,能正常对话交流,吞咽费力,咧嘴、噘嘴欠充分,鼓腮可,舌外伸左偏,过唇约1厘米,舌向左、右、上、下运动欠充分,舌轮替运动差,软腭上抬可,咽反射(一),主动咳嗽力量欠佳。

【活动水平】生活能自理。

【参与水平】住在养老机构,每周参加老年大学组织的手工活动。

【个人与环境】有医疗保险,有退休工资,养老机构公寓单人套间。

请为刘奶奶进行洼田饮水试验。

任务目标

1. 能判断洼田饮水试验的适用对象,明白洼田饮水试验的评估标准。
2. 学会洼田饮水试验的操作,能根据老年人的身体状况合理实施洼田饮水试验,根据洼田饮水试验的评估标准记录结果。
3. 具有安全意识,避免洼田饮水试验带来的误吸、呛咳及吸入性肺炎风险;养成细心观察老年人反应的职业习惯,并耐心询问老年人的感受。

任务书

表 2.1.1　任务及时间分配表

任　　务	时 间 分 配	实际完成时间
1. 分组:小组成员	3分钟	
2. 填表:任务分配表	2分钟	
3. 研读:知识梳理	5分钟	

(续表)

任　务	时间分配	实际完成时间
4. 讨论:3个引导问题	5分钟	
5. 演练:洼田饮水试验操作	5分钟	
6. 评价	5分钟	

任务分配

表 2.1.2　问题讨论分配表

小　组　成　员	讨论任务分工
	思考并回答引导问题 第＿＿题
	思考并回答引导问题 第＿＿题
	思考并回答引导问题 第＿＿题

问题驱动

- 问题 1：洼田饮水试验的适用对象是谁？

- 问题 2：洼田饮水试验的评估标准是怎样的？可否作为吞咽障碍的诊断标准？为什么？

- 问题 3：如果刘奶奶不愿意做评估，你怎么办？

知识梳理

一、洼田饮水试验的适用对象

主要针对吞咽障碍患者，但格拉斯哥昏迷量表小于 13 分或在他人帮助下仍不能保持坐位的患者不适用于洼田饮水试验。

二、洼田饮水试验的评估标准

表 2.1.3 洼田饮水试验情况及评估标准

洼田饮水试验 5 种情况	评 估 标 准
Ⅰ. 1次喝完,无呛咳(a. 5秒以内；b. 5秒以上)	Ⅰa为正常；Ⅰb及Ⅱ为可疑；Ⅲ,Ⅳ,Ⅴ则均为异常,即洼田饮水试验阳性
Ⅱ. 分2次以上喝完,无呛咳	
Ⅲ. 能1次喝完,但有呛咳	
Ⅳ. 分2次以上喝完,且有呛咳	
Ⅴ. 常常呛咳,难以全部喝完	

三、洼田饮水试验的评估风险

（1）注意用一次性水杯,避免交叉感染。

（2）密切观察老年人是否存在呼吸困难、剧烈呛咳等反应,避免洼田饮水试验的评估风险：呛咳、误吸及肺部感染等。

任务实施

本任务为洼田饮水试验评估,具体实施流程如表 2.1.4 所示。

表 2.1.4 洼田饮水试验任务实施流程

流程	任 务	情 境
工作准备	1. 环境准备：整洁、宽敞、明亮,温度、湿度适宜。	图 2.1.1 任务场景
	2. 治疗师准备：洗净双手,着装整洁。	
	3. 老人准备：理解和配合,取端坐位。	
	4. 物品准备：杯子、勺子、温开水、注射器(10毫升、30毫升)、秒表。	图 2.1.2 评估物品

(续表)

流程	任务	情境
沟通评估	1. 沟通。携带用物,向老人解释洼田饮水试验的目的、评估关键步骤,讲解需要老人注意和(或)配合的内容,询问老人对操作过程是否存在疑问等。	视频2.1 洼田饮水试验
	2. 评估。对老人进行综合评估(可通过老人和家属了解): (1) 全身情况(精神状态、二便、睡眠等)。 (2) 局部情况(体位、食物性状等)。 (3) 特殊情况(体重是否减轻、咳嗽反射)。	
实施过程	1. 用注射器量取1毫升温开水让老人用勺子喝水。	图2.1.3 用勺子喝水
	2. 检查者观察老人饮水情况,如发生明显呛咳,可判断饮水试验异常;如无问题,则继续进行以下步骤。	
	3. 用注射器量取5～10毫升温开水让老人用杯子喝水。	图2.1.4 量取温开水
	4. 检查者观察老人饮水情况,如发生明显呛咳,可判断饮水试验异常;如无问题,则继续进行以下步骤。	
	5. 用注射器量取30毫升温开水倒入杯子,让老人像平常一样饮30毫升温开水。	图2.1.5 老人喝水

（续表）

流程	任务	情境
	6. 根据洼田饮水试验评估标准判断评估结果，并记录。	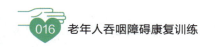 图 2.1.6　结果记录
观察整理	1. 随时观察老人反应及其感受，发现异常立即停止。 2. 健康宣教：根据评估结果，给老人开展进食安全、饮食营养等健康宣教。 3. 整理用品，洗手。	

评价反馈

表 2.1.5 可作为自评表，也可作为互评表。

表 2.1.5　评价表

班级：		评价者姓名：	被评价者姓名：	
学习任务		任务名称：洼田饮水试验评估		
评价项目		评价标准	分值	得分
素质 30	纪律情况	1. 无无故缺勤、迟到、早退现象。	3	
		2. 准备好学习用品并清点齐全。	3	
		3. 穿着实训服，严格遵守实训室要求。	3	
	职业素质	1. 自己的工位桌面、地面整洁无杂物。	3	
		2. 与小组成员、同学之间能合作，协调能力强。	5	
		3. 能做到尊老助老护老、细心爱心耐心关心。	5	
	自主学习	1. 按时完成工作页，书写整齐，内容完整准确。	4	
		2. 多次交流讨论，见解新颖有创意。	4	
技能 50	工作准备	1. 治疗师洗净双手，着装整洁；老人取端坐位。	5	
		2. 物品准备齐全。	5	
	评估实施	1. 学会洼田饮水试验的操作。	20	
		2. 记录老人的反应、评估时间，并判断吞咽是否异常。	10	
	健康宣教	1. 进食安全的宣教。	5	
		2. 饮食营养的宣教。	5	
知识 20	知识掌握	1. 能判断洼田饮水试验的适用对象。	10	
		2. 能流利阐述洼田饮水试验的评估标准。	10	
合　计			100	

工作任务 2　饮水试验类评估二——标准吞咽功能评估量表

任务情境

【功能水平】邓爷爷,65岁,能基本完成日常交流,语言清晰度稍差,吞咽困难,鼓腮力弱,舌外伸右偏,舌各方向运动欠充分,咽反射(-),咧嘴、噘嘴欠充分,主动咳嗽力量欠佳。

【活动水平】日常生活活动部分自理,需家人少量辅助完成。

【参与水平】常住家中,偶与家人聚会并参与社区老年娱乐活动。

【个人与环境】子女负担基本医疗及生活费用。老伴身体健康,长期承担照护。

请使用标准吞咽功能评估量表为邓爷爷进行吞咽功能评估。

任务目标

1. 能判断标准吞咽功能评估量表的适用对象,明白标准吞咽功能评估量表的评估标准。
2. 学会标准吞咽功能评估量表的操作,能根据老年人的身体状况合理实施,并根据评估标准记录结果。
3. 具有安全意识,避免使用标准吞咽功能评估量表时带来的呛咳、误吸及肺部感染风险;操作过程中细心观察老年人反应并耐心询问对方感受,有必要时可中断,休息后继续评估。

任务书

表 2.2.1　任务及时间分配表

任　　务	时 间 分 配	实际完成时间
1. 分组:小组成员	3分钟	
2. 填表:任务分配表	2分钟	
3. 研读:知识梳理	5分钟	
4. 讨论:3个引导问题	5分钟	
5. 演练:标准吞咽功能评估量表操作	10分钟	
6. 评价	5分钟	

任务分配

表 2.2.2　问题讨论分配表

小　组　成　员	讨论任务分工
	思考并回答引导问题 第____题
	思考并回答引导问题 第____题
	思考并回答引导问题 第____题

问题驱动

- **问题 1**：标准吞咽功能评估量表的适用对象与洼田饮水试验有何不同？

- **问题 2**：标准吞咽功能评估量表可否作为吞咽障碍的诊断标准？为什么？

- **问题 3**：如果邓爷爷不愿意做评估，你怎么办？

知识梳理

一、标准吞咽功能评估量表的适用对象

针对任何有吞咽障碍的患者。

二、标准吞咽功能评估量表的评估标准

表 2.2.3　标准吞咽功能评估量表情况及评估标准

项目	得分
初步评估	
1. 意识水平	清醒=1；嗜睡，但能唤醒=2；有反应，但无睁眼和言语=3；对疼痛有反应=4
2. 头和躯干的控制	正常坐稳=1；不能坐稳=2；只能控制头部=3；头部也不能控制=4
3. 呼吸模式	正常=1；异常=2
4. 唇的闭合	正常=1；异常=2
5. 软腭运动	对称=1；不对称=2；减弱或缺乏=3
6. 喉功能（发音）	正常=1；减弱=2；缺乏=3
7. 咽反射	存在=1；缺乏=2
8. 自主咳嗽	正常=1；减弱=2；缺乏=3

(续表)

项　　目	得　　分
第二步	
9. 给予5毫升的水，3次，水流出	无或1次＝1；1次以上＝2
10. 有/无有效喉运动	有＝1；无＝2
11. 重复吞咽	无或1次＝1；1次以上＝2
12. 吞咽时喘鸣	无＝1；有＝2
13. 吞咽后喉的功能	正常＝1；减弱或声音嘶哑＝2；不能发音＝3
第三步	
14. 如果第二步正常（重复3次，2次以上正常），那给予吞咽60毫升的水，能否完成	能＝1；否＝2
15. 饮完需要的时间（　　）秒	
16. 吞咽中或后咳嗽	无＝1；有＝2
17. 吞咽中或后喘鸣	无＝1；有＝2
18. 吞咽后喉的功能	正常＝1；减弱或声音嘶哑＝2；不能发音＝3
19. 误咽是否存在	无＝1；可能＝2；有＝3

评估标准：

（1）各条目正常和异常的界定：2分制的条目——1分为正常，2分为异常；3分或4分制的条目——1～2分为正常，3分及以上为异常。

（2）每个步骤（共三大步骤：初步评估，第二步饮5毫升水3次，第三步饮60毫升水）正常和异常的界定：1个条目异常，则该步骤异常；所有条目都正常，则该步骤为正常。

（3）评估原则：

① 初步评估异常，就不进行后续评估。判定误吸风险为Ⅳ级，分数为初步评估各项目的分数＋第二步最高分（11分）＋第三步最高分（12分）。

② 初步评估正常，第二步评估异常（饮3次水至少有2次异常），就不进行第三步评估。判定误吸风险为Ⅲ级，分数为初步评估各项目的分数＋第二步各项目的分数＋第三步最高分（12分）。

③ 初步评估正常，第二步评估正常（饮3次水至少有2次正常），第三步评估异常。判定误吸风险为Ⅱ级，分数为初步评估各项目的分数＋第二步各项目的分数＋第三步项目分数。

④ 初步评估正常，第二步评估正常（饮3次水至少有2次正常），第三步评估正常。判定误吸风险为Ⅰ级。不计算评分。

三、标准吞咽功能评估量表的评估风险

（1）注意用一次性水杯，避免交叉感染。

（2）密切观察老年人是否存在呼吸困难、剧烈呛咳等反应，避免标准吞咽功能评估量表的评估风险，如呛咳、误吸及肺部感染等。

任务实施

本任务为标准吞咽功能评估量表评估，具体实施流程如表2.2.4所示。

表 2.2.4 标准吞咽功能评估量表评估任务实施流程

流程	任 务	情 境
工作准备	1. 环境准备：整洁、宽敞、明亮，温度、湿度适宜。 2. 治疗师准备：洗净双手，着装整洁，态度和蔼。 3. 老人准备：理解和配合，取端坐位。 4. 物品准备：杯子、压舌板、温开水、注射器（5毫升和10毫升）、手电筒。	图 2.2.1 标准吞咽功能评估物品
沟通评估	1. 沟通。携带用物，向老人解释标准吞咽功能评估量表评估的目的及关键操作步骤，讲解需要老人注意和（或）配合的内容，询问老人对操作过程是否存在疑问等。 2. 评估。对老人进行综合评估（可通过老人和家属了解）： （1）全身情况（意识及精神状态、二便、睡眠等）。 （2）局部情况（体位、日常饮食的食物性状等）。 （3）特殊情况（体重是否减轻、咳嗽反射、日常进食习惯）。	
实施过程	1. 按照标准吞咽功能评估量表完成初步评估。初步评估异常，则不进行后续评估，判定误吸风险为Ⅳ级；初步评估正常，则进行第二步操作。 2. 用注射器量取5毫升温开水让老人用杯子喝水，喝3次，检查者按照标准吞咽功能评估量表评估老人饮水情况。 3. 第二步评估异常（饮3次水至少有2次异常），就不进行第三步评估，判定误吸风险为Ⅲ级；第二步评估正常（饮3次水至少有2次正常），则进行第三步操作。 4. 用注射器量取60毫升温开水让老人用杯子喝水，检查者按照标准吞咽功能评估量表评估老人饮水情况。 5. 第三步评估异常，判定误吸风险为Ⅱ级；第三步评估正常，判定误吸风险为Ⅰ级。 6. 根据标准吞咽功能评估量表的评估标准判断评估结果，并记录。	视频 2.2 标准吞咽评估 图 2.2.2 标准吞咽功能评估记录表

(续表)

流程	任务	情境
观察整理	1. 协助老人取舒适体位,随时观察老人反应及其感受,发现异常立即停止。 2. 健康宣教:根据评估结果,给老人开展注意口腔卫生、防止误咽等健康宣教。 3. 整理用品,洗手。	

评价反馈

表2.2.5可作为自评表,也可作为互评表。

表2.2.5 评价表

班级:　　　　　评价者姓名:　　　　　被评价者姓名:

学习任务		任务名称:标准吞咽功能评估量表评估		
评价项目		评 价 标 准	分值	得分
素质 30	纪律情况	1. 无无故缺勤、迟到、早退现象。	3	
		2. 准备好学习用品并清点齐全。	3	
		3. 穿着实训服,严格遵守实训室要求。	3	
	职业素质	1. 自己的工位桌面、地面整洁无杂物。	3	
		2. 与小组成员、同学之间能合作,协调能力强。	5	
		3. 能做到尊老助老护老、细心爱心耐心关心。	5	
	自主学习	1. 按时完成工作页,书写整齐,内容完整准确。	4	
		2. 多次交流讨论,见解新颖有创意。	4	
技能 50	工作准备	1. 治疗师洗净双手,着装整洁;老人取端坐位。	5	
		2. 物品准备齐全。	5	
	评估实施	1. 学会标准吞咽功能评估量表的操作。	20	
		2. 记录老人的反应及评估时间,并判断各步骤是否异常。	10	
	健康宣教	1. 口腔卫生的宣教。	5	
		2. 防止误咽的宣教。	5	
知识 20	知识掌握	1. 能判断标准吞咽功能评估量表的适用对象。	10	
		2. 能流利阐述标准吞咽功能评估量表的评估标准。	10	
合　　计			100	

工作任务 3　不同稠度质地食物筛查——容积-黏度吞咽测试

🧹 任务情境

【功能水平】夏爷爷,79 岁,记忆力减退,基本能完成正常交流,大部分食物可顺利咽下,干硬食物吞咽费力、咧嘴、噘嘴及闭唇不充分,鼓腮可,舌轮替运动稍慢,软腭上抬可,下颌运动可,主动咳嗽力量稍减弱。

【活动水平】生活能部分自理。

【参与水平】在老伴陪同下出门买菜、散步。

【个人与环境】有居民医疗保险,与老伴、女儿共同居住。

请为夏爷爷进行容积-黏度吞咽测试。

📖 任务目标

1. 能判断容积-黏度吞咽测试的适用对象,理解容积-黏度吞咽测试的评估标准。
2. 学会容积-黏度吞咽测试的操作,能根据老年人的身体状况合理实施容积-黏度吞咽测试,根据容积-黏度吞咽测试的评估标准记录结果。
3. 具有安全意识,避免容积-黏度吞咽测试的评估风险;注意容积-黏度吞咽测试时耐心询问老年人的感受。

📘 任务书

表 2.3.1　任务及时间分配表

任　　务	时 间 分 配	实际完成时间
1. 分组:小组成员	3 分钟	
2. 填表:任务分配表	2 分钟	
3. 研读:知识梳理	5 分钟	
4. 讨论:4 个引导问题	5 分钟	
5. 演练:容积-黏度吞咽测试操作	10 分钟	
6. 评价	5 分钟	

👩‍⚕️ 任务分配

表 2.3.2　问题讨论分配表

小 组 成 员	讨论任务分工
	思考并回答引导问题 第____题

（续表）

小 组 成 员	讨论任务分工
	思考并回答引导问题 第____题
	思考并回答引导问题 第____题
	思考并回答引导问题 第____题

问题驱动

● 问题1：容积-黏度吞咽测试的适用对象是谁？

● 问题2：容积-黏度吞咽测试的评估意义是什么？

● 问题3：容积-黏度吞咽测试的注意事项有哪些？

● 问题4：如果评估过程中，夏爷爷出现拒绝配合的情况，我们该如何进行沟通？

知识梳理

一、容积-黏度吞咽测试的适用对象

主要针对意识清醒、能配合操作但有吞咽障碍的患者。

二、容积-黏度吞咽测试的评估内容

表 2.3.3 容积-黏度吞咽测试的评估内容

不同稠度		糖浆稠度			液体——水			布丁状半固体稠度		
不同容积		5毫升	10毫升	20毫升	5毫升	10毫升	20毫升	5毫升	10毫升	20毫升
安全性受损相关指标	咳嗽									
	音质改变									
	血氧饱和度下降									
有效性受损相关指标	唇部闭合									
	口腔残留									
	分次吞咽									
	咽部残留									

三、容积-黏度吞咽测试的评估风险

（1）注意用一次性水杯,避免交叉感染。

（2）为了尽量减少误吸的风险,首先测试中等稠度,即糖浆稠度和5毫升体积。测试全程应使用脉搏血氧测量仪测量血氧饱和度水平,以便发现隐性误吸。

（3）若吞咽任意容积液体时观察到有效性受损指征,应及时记录。因为老年人的健康不会受到威胁,所以有效性问题的检出并不意味着测试需要停止。

（4）如吞咽糖浆或者水过程中出现安全问题,应立即停止吞咽该稠度的液体,直接进入吞咽布丁状半固体环节；如吞咽布丁状半固体过程中出现安全问题,应立即停止,结束测试。

（5）密切观察老年人是否存在咳嗽、音质改变、血氧饱和度下降的安全性指标受损等反应,避免容积-黏度吞咽测试的评估风险,如呛咳、误吸及肺部感染等。

任务实施

本任务为容积-黏度吞咽测试评估,具体实施流程如表2.3.4所示。

表 2.3.4 容积-黏度吞咽测试任务实施流程

流程	任务	情境
工作准备	1. 环境准备：整洁、宽敞、明亮,温度、湿度适宜。 2. 治疗师准备：洗净双手,着装整洁。 3. 老人准备：理解和配合,取端坐位。 4. 物品准备：脉搏血氧计测量仪、杯子、勺子、温开水、糖浆、布丁状半固体物品、注射器(5毫升和10毫升)、秒表。	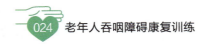 图 2.3.1 容积-黏度吞咽测试物品

(续表)

流程	任 务	情 境
沟通评估	1. 沟通。携带用物,向老人解释容积-黏度吞咽测试的目的、评估关键步骤,讲解需要老人注意和(或)配合的内容,询问老人对操作过程是否存在疑问等。 2. 评估。对老人进行综合评估(可通过老人和家属了解): (1) 全身情况(精神状态、二便、睡眠等)。 (2) 局部情况(体位、饮食的食物性状等)。 (3) 特殊情况(认知状态、嗓音、体重是否减轻、咳嗽反射等)。	视频 2.3 容积-黏度吞咽测试
实施过程	1. 令老人吞咽 5 毫升糖浆稠度的液体,观察安全性和有效性指标(见表 2.3.3)。	图 2.3.2 吞咽糖浆稠度液体
	2. 若安全性无问题就增加到 10 毫升糖浆稠度的液体;若安全性依然无问题就继续增加到 20 毫升糖浆稠度的液体;一旦任一过程出现安全性问题,直接进入吞咽 5 毫升布丁状半固体环节。	
	3. 若吞咽 20 毫升糖浆稠度的液体无安全性问题,则吞咽 5 毫升水;若安全性无问题就增加到 10 毫升水;若安全性依然无问题就继续增加到 20 毫升水;一旦任一过程出现安全性问题,则直接进入吞咽 5 毫升布丁状半固体环节。	
	4. 若吞咽 20 毫升水无安全性问题,则吞咽 5 毫升布丁状半固体;若安全性无问题就增加到 10 毫升布丁状半固体;若安全性依然无问题就继续增加到 20 毫升布丁状半固体;一旦任一过程出现安全性问题,直接结束测试。	图 2.3.3 吞咽布丁状半固体
	5. 根据容积-黏度吞咽测试评估内容评估,并记录。	
观察整理	1. 随时观察老人反应及其感受,发现异常立即停止。 2. 健康宣教:根据评估结果,给老人开展进食安全、饮食营养等健康宣教。 3. 整理用品,洗手。	

评价反馈

表 2.3.5 可作为自评表,也可作为互评表。

表 2.3.5　评价表

班级：		评价者姓名：	被评价者姓名：	
学习任务		任务名称:容积-黏度吞咽测试评估		
评价项目		评 价 标 准	分值	得分
素质 30	纪律情况	1. 无无故缺勤、迟到、早退现象。	3	
		2. 准备好学习用品并清点齐全。	3	
		3. 穿着实训服,严格遵守实训室要求。	3	
	职业素质	1. 自己的工位桌面、地面整洁无杂物。	3	
		2. 与小组成员、同学之间能合作,协调能力强。	5	
		3. 能做到尊老助老护老、细心爱心耐心关心。	5	
	自主学习	1. 按时完成工作页,书写整齐,内容完整准确。	4	
		2. 多次交流讨论,见解新颖有创意。	4	
技能 50	工作准备	1. 治疗师洗净双手,着装整洁;老人取端坐位。	5	
		2. 物品准备齐全。	5	
	评估实施	1. 学会容积-黏度吞咽测试的操作。	20	
		2. 记录老人的反应、评估时间,并判断吞咽是否异常。	10	
	健康宣教	1. 进食安全的宣教。	5	
		2. 饮食营养的宣教。	5	
知识 20	知识掌握	1. 能判断容积-黏度吞咽测试的适用对象。	10	
		2. 能流利阐述容积-黏度吞咽测试的评估内容及流程。	10	
合　计			100	

工作任务 4　无须进食或进水筛查方法一——反复唾液吞咽试验

任务情境

【功能水平】宋爷爷,74 岁,脑卒中后 2 年余。存在一侧肢体乏力伴进食呛咳,认知减退,咧嘴、噘嘴欠充分,咂唇、鼓腮可。舌向左、右、上、下运动欠充分,舌轮替运动差,软腭上抬可,主动咳嗽力量欠佳。洼田饮水试验分多次咽下,有明显呛咳。

【活动水平】依赖轮椅转移,生活基本不能自理。

【参与水平】与老伴住在一起,日常居家活动基本无参与。

【个人与环境】有居民医疗保险,市民。

请为宋爷爷进行反复唾液吞咽试验。

任务目标

1. 能判断反复唾液吞咽试验的适用对象,明白反复唾液吞咽试验的评估标准。
2. 学会反复唾液吞咽试验的操作,能根据老年人的身体状况合理实施反复唾液吞咽试验,根据反复唾液吞咽试验的评估标准记录结果。
3. 具有安全意识,避免反复唾液吞咽试验带来的吞咽费力及呛咳风险;养成细心观察老年人反应的职业习惯;反复唾液吞咽试验时,为老年人提供适宜的环境,并耐心询问老年人的感受。

任务书

表 2.4.1　任务及时间分配表

任　　务	时　间　分　配	实际完成时间
1. 分组:小组成员	3 分钟	
2. 填表:任务分配表	2 分钟	
3. 研读:知识梳理	5 分钟	
4. 讨论:3 个引导问题	5 分钟	
5. 演练:反复唾液吞咽试验操作	5 分钟	
6. 评价	5 分钟	

任务分配

表 2.4.2　问题讨论分配表

小 组 成 员	讨论任务分工
	思考并回答引导问题 第____题
	思考并回答引导问题 第____题
	思考并回答引导问题 第____题

问题驱动

- 问题 1：反复唾液吞咽试验的适用对象是谁？

- 问题 2：反复唾液吞咽试验的评估标准是怎样的？

- 问题 3：如果宋爷爷因为认知障碍不能理解试验，该怎么办？

知识梳理

一、反复唾液吞咽试验的适用对象

主要针对口腔期或咽期吞咽障碍患者。

二、反复唾液吞咽试验的评估标准

患者 30 秒内完成 3 次即可。

三、反复唾液吞咽试验的评估风险

（1）注意评估时为老年人提供适宜的环境。
（2）密切观察老年人的表现，避免反复唾液吞咽试验的评估风险，如吞咽费力、呛咳等。

任务实施

本任务为反复唾液吞咽试验评估,具体实施流程如表2.4.3所示。

表2.4.3 反复唾液吞咽试验任务实施流程

流程	任 务	情 境
工作准备	1. 环境准备:整洁、宽敞、明亮,温度、湿度适宜。 2. 治疗师准备:洗净双手,着装整洁。 3. 老人准备:理解和配合,取端坐位。 4. 物品准备:棉签、杯子、温开水、秒表、注射器。	图2.4.1 评估物品
沟通评估	1. 沟通。携带用物,向老人解释反复唾液吞咽试验的目的、评估步骤,讲解需要老人注意和(或)配合的内容,询问老人对操作过程是否存在疑问等。	视频2.4 反复唾液吞咽试验
	2. 评估。对老人进行综合评估(可通过老人和家属了解): (1) 全身情况(意识、认知情况、二便、睡眠等)。 (2) 局部情况(体位、饮食的食物性状等)。 (3) 特殊情况(如咳嗽反射等)。	
实施过程	1. 对于无意识/认知障碍的老人:检查者用棉签蘸取少量温开水湿润舌面。对于有意识/认知障碍的老人:检查者用蘸有冰水的棉签在口腔或者咽部进行冰刺激。	图2.4.2 湿润舌面
	2. 将食指放在喉结与舌骨之间。	图2.4.3 检查手法
	3. 对于无意识/认知障碍的老人:嘱老人努力干吞唾液,检查者记录老人30秒内喉结随吞咽运动向上抬越过手指后下降复位的次数及喉上抬幅度。对于有意识/认知障碍的老人:观察老人吞咽情况以及吞咽启动时间。	
	4. 根据反复唾液吞咽试验评估标准判断评估结果,并记录。	

（续表）

流程	任务	情境
观察整理	1. 随时观察老人反应及其感受,发现异常立即停止。 2. 健康宣教:根据评估结果,给老人开展进食安全、饮食营养等健康宣教。 3. 整理用品,洗手。	

评价反馈

表 2.4.4 可作为自评表,也可作为互评表。

表 2.4.4　评价表

班级：		评价者姓名：	被评价者姓名：	
学习任务		任务名称：反复唾液吞咽试验评估		
评价项目		评价标准	分值	得分
素质 30	纪律情况	1. 无无故缺勤、迟到、早退现象。	3	
		2. 准备好学习用品并清点齐全。	3	
		3. 穿着实训服,严格遵守实训室要求。	3	
	职业素质	1. 自己的工位桌面、地面整洁无杂物。	3	
		2. 与小组成员、同学之间能合作,协调能力强。	5	
		3. 能做到尊老助老护老、细心爱心耐心关心。	5	
	自主学习	1. 按时完成工作页,书写整齐,内容完整准确。	4	
		2. 多次交流讨论,见解新颖有创意。	4	
技能 50	工作准备	1. 治疗师洗净双手,着装整洁;老人取端坐位。	5	
		2. 物品准备齐全。	5	
	评估实施	1. 学会反复唾液吞咽试验的操作。	20	
		2. 记录老人的反应、评估时间,并判断吞咽是否异常。	10	
	健康宣教	1. 进食安全的宣教。	5	
		2. 饮食营养的宣教。	5	
知识 20	知识掌握	1. 能判断反复唾液吞咽试验的适用对象。	10	
		2. 能流利阐述反复唾液吞咽试验的评估标准及流程。	10	
合　计			100	

工作任务 5　无须进食或进水筛查方法二——简易吞咽诱发试验

任务情境

【功能水平】文奶奶，67岁，脑梗死发作3年余，鼻饲进食，咧嘴、噘嘴、鼓腮不能完成，舌外伸右偏，舌向左、右、上、下运动欠充分，舌轮替运动差，主动咳嗽力量弱，反复唾液吞咽试验不能完成。

【活动水平】生活不能自理。

【参与水平】右侧肢体偏瘫，长期卧床。

【个人与环境】有基本医疗保险，有退休工资，家有保姆照顾。

请为文奶奶进行简易吞咽诱发试验。

任务目标

1. 能判断简易吞咽诱发试验的适用对象，理解简易吞咽诱发试验的评估标准。
2. 学会简易吞咽诱发试验的操作，能根据老年人的具体状况合理实施简易吞咽诱发试验。
3. 具有安全意识，避免简易吞咽诱发试验带来的呛咳等风险；养成细心观察老年人反应的职业习惯，进行简易吞咽诱发试验时随时询问或观察老年人的感受。

任务书

表 2.5.1　任务及时间分配表

任　务	时 间 分 配	实际完成时间
1. 分组：小组成员	3分钟	
2. 填表：任务分配表	2分钟	
3. 研读：知识梳理	5分钟	
4. 讨论：3个引导问题	5分钟	
5. 演练：简易吞咽诱发试验操作	5分钟	
6. 评价	5分钟	

任务分配

表 2.5.2　问题讨论分配表

小 组 成 员	讨论任务分工
	思考并回答引导问题 第____题
	思考并回答引导问题 第____题
	思考并回答引导问题 第____题

问题驱动

- 问题1：简易吞咽诱发试验的适用对象是谁？

- 问题2：简易吞咽诱发试验的评估标准是怎样的？

- 问题3：如果评估过程中文奶奶没有任何反应，你怎么办？

知识梳理

一、简易吞咽诱发试验的适用对象

主要针对吞咽障碍患者，尤其适用于有意识障碍或卧床不起的患者。

二、简易吞咽诱发试验的评估标准

0.4毫升温开水3秒内诱发吞咽反射为正常，2毫升温开水3秒内诱发反射为轻度障碍，3秒仍未引出为吞咽功能异常，存在隐性误吸可能。

三、简易吞咽诱发试验的评估风险

（1）注意用注射器和一次性水杯，避免交叉感染。

（2）密切观察老年人是否存在呼吸困难、剧烈呛咳等反应，避免简易吞咽诱发试验的评估风险，如呛咳及误吸等。

任务实施

本任务为简易吞咽诱发试验评估，具体实施流程如表2.5.3所示。

表 2.5.3　简易吞咽诱发试验任务实施流程

流程	任务	情境
工作准备	1. 环境准备：整洁、宽敞、明亮，温度、湿度适宜。 2. 治疗师准备：洗净双手，着装整洁。 3. 老人准备：理解和配合，或家属理解、愿意配合，取仰卧位。 4. 物品准备：杯子、注射器（1毫升和5毫升）、温开水、秒表。	图 2.5.1　评估物品
沟通评估	1. 沟通。携带用物，向老人解释简易吞咽诱发试验的目的、评估关键步骤，讲解需要老人注意和（或）配合的内容，询问老人对操作过程是否存在疑问等。 2. 评估。对老人进行综合评估（可通过老人和家属了解）： （1）全身情况（精神状态、二便、睡眠等）。 （2）局部情况（体位、饮食的食物性状等）。 （3）特殊情况（意识状态、认知功能、咳嗽反射等）。	视频 2.5 简易吞咽诱发试验
实施过程	1. 用注射器量取 0.4 毫升温开水滴注到老人咽部的上部，观察老人的吞咽反射和所需的时间。 2. 若 3 秒以上未出现吞咽反射，则将 2 毫升温开水滴注到老人咽部的上部，观察老人的吞咽反射和所需的时间。 3. 记录老人诱发吞咽反射所需的时间并记录结果。	图 2.5.2　滴注温开水
观察整理	1. 随时观察老人反应及其感受，发现异常立即停止。 2. 健康宣教：根据评估结果，给老人家属开展进食安全、饮食营养等健康宣教。 3. 整理用品，洗手。	

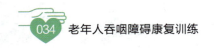 **评价反馈**

表 2.5.4 可作为自评表,也可作为互评表。

表 2.5.4　评价表

班级：		评价者姓名：	被评价者姓名：	
学习任务		任务名称：简易吞咽诱发试验评估		
评价项目		评 价 标 准	分值	得分
素质 30	纪律情况	1. 无无故缺勤、迟到、早退现象。	3	
		2. 准备好学习用品并清点齐全。	3	
		3. 穿着实训服,严格遵守实训室要求。	3	
	职业素质	1. 自己的工位桌面、地面整洁无杂物。	3	
		2. 与小组成员、同学之间能合作,协调能力强。	5	
		3. 能做到尊老助老护老、细心爱心耐心关心。	5	
	自主学习	1. 按时完成工作页,书写整齐,内容完整准确。	4	
		2. 多次交流讨论,见解新颖有创意。	4	
技能 50	工作准备	1. 治疗师洗净双手,着装整洁;老人取仰卧位。	5	
		2. 物品准备齐全。	5	
	评估实施	1. 学会简易吞咽诱发试验的操作。	20	
		2. 记录老人的反应、评估时间,并判断吞咽是否异常。	10	
	健康宣教	1. 进食安全及鼻饲管护理的宣教。	5	
		2. 饮食营养的宣教。	5	
知识 20	知识掌握	1. 能判断简易吞咽诱发试验的适用对象。	10	
		2. 能流利阐述简易吞咽诱发试验的评估标准及流程。	10	
合　计			100	

工作任务 6　吞咽障碍自我筛查——进食评估问卷调查工具（EAT-10）

任务情境

【功能水平】徐爷爷，75 岁，近期吞咽稍费力，饮水偶尔有呛咳，咧嘴、噘嘴、鼓腮无异常；舌向左、右、上、下运动充分，舌轮替运动稍差，软腭上抬可，咽反射稍减弱，主动咳嗽力量欠佳；洼田饮水试验及反复唾液吞咽试验异常。

【活动水平】生活自理。

【参与水平】独居，可独自采购生活用品，每日步行至公园锻炼。

【个人与环境】有医疗保险及退休工资，居住在楼梯房 3 楼。

请使用进食评估问卷调查工具（EAT-10）为徐爷爷进行吞咽功能评估。

任务目标

1. 能判断 EAT-10 的适用对象，理解 EAT-10 的评估标准，了解 EAT-10 的评估意义。
2. 学会 EAT-10 的操作，能教会老年人利用 EAT-10 自测吞咽功能。
3. 养成细心、耐心的职业习惯，为老年人耐心讲解 EAT-10 的内容并提供适宜的自测环境。

任务书

表 2.6.1　任务及时间分配表

任　　务	时 间 分 配	实际完成时间
1. 分组：小组成员	3 分钟	
2. 填表：任务分配表	2 分钟	
3. 研读：知识梳理	5 分钟	
4. 讨论：3 个引导问题	5 分钟	
5. 演练：进食评估问卷调查工具（EAT-10）操作	10 分钟	
6. 评价	5 分钟	

任务分配

表 2.6.2　问题讨论分配表

小 组 成 员	讨论任务分工
	思考并回答引导问题 第＿＿＿题
	思考并回答引导问题 第＿＿＿题
	思考并回答引导问题 第＿＿＿题

问题驱动

- 问题1：EAT-10的适用对象是谁？

- 问题2：EAT-10的评估标准是怎样的？

- 问题3：如何向徐爷爷解释EAT-10的居家自测评估意义？

知识梳理

一、进食评估问卷调查工具(EAT-10)的适用对象

不伴意识及认知障碍的吞咽异常或可疑患者。

二、进食评估问卷调查工具(EAT-10)的评估标准

此量表包括10项问题，具体见表2.6.3。每项分为5个等级，0分为无吞咽障碍，1分为轻度障碍，2分为中度障碍，3分为重度障碍，4分为严重障碍，总分在3分以上考虑为吞咽功能异常。

表 2.6.3　EAT-10吞咽筛查量表

问 题	得 分				
	0	1	2	3	4
1. 我的吞咽问题已经使我体重减轻。					
2. 我的吞咽问题影响到我在外就餐。					
3. 吞咽液体费力。					
4. 吞咽固体食物费力。					
5. 吞咽药片(丸)费力。					
6. 吞咽时有疼痛。					
7. 我的吞咽问题影响到我享用食物时的幸福感。					

(续表)

问 题	得 分				
	0	1	2	3	4
8. 我吞咽时有食物卡在喉咙的感觉。					
9. 我吃东西时会咳嗽。					
10. 我吞咽时感到紧张。					

三、进食评估问卷调查工具(EAT-10)的评估意义

EAT-10 有助于识别误吸的征兆、隐性误吸以及异常吞咽，与洼田饮水试验合用，可提高筛查试验的敏感性和特异性。

四、进食评估问卷调查工具(EAT-10)的评估风险

(1) 注意为老年人提供适宜的自测环境。
(2) 密切观察老年人在评估过程中的反应，细心、耐心评估。

任务实施

本任务为 EAT-10 评估，具体实施流程如表 2.6.4 所示。

表 2.6.4　EAT-10 筛查任务实施流程

流程	任 务	情 境
工作准备	1. 环境准备：整洁、宽敞、明亮，温度、湿度适宜。 2. 治疗师准备：洗净双手，着装整洁。 3. 老人准备：理解和配合，取端坐位。 4. 物品准备：靠背椅、量表、笔。	图 2.6.1　EAT-10 筛查评估物品
沟通评估	1. 沟通。携带用物，向老人解释 EAT-10 的目的、评估关键步骤，讲解需要老人注意和(或)配合的内容，询问老人对操作过程是否存在疑问等。 2. 评估。对老人进行综合评估(可通过老人和家属了解)： (1) 全身情况(精神状态、二便、睡眠等)。 (2) 局部情况(体位、饮食的食物性状等)。 (3) 特殊情况(认知、体重是否减轻、咳嗽反射等)。	

（续表）

流程	任 务	情 境
实施过程	1. 向老人介绍EAT-10的内容及评分标准。 2. 让老人自行评分。 3. 根据老人的回答，计算总分。	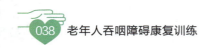 图2.6.2　EAT-10评估场景
观察整理	1. 随时观察老人反应及其感受，发现异常立即停止。 2. 健康宣教：根据评估结果，给老人开展进食安全、饮食营养等健康宣教。 3. 整理用品，洗手。	

评价反馈

表2.6.5可作为自评表，也可作为互评表。

表2.6.5　评价表

班级：		评价者姓名：	被评价者姓名：	
学习任务		任务名称：EAT-10评估		
评价项目		评 价 标 准	分值	得分
素质 30	纪律情况	1. 无无故缺勤、迟到、早退现象。	3	
		2. 准备好学习用品并清点齐全。	3	
		3. 穿着实训服，严格遵守实训室要求。	3	
	职业素质	1. 自己的工位桌面、地面整洁无杂物。	3	
		2. 与小组成员、同学之间能合作，协调能力强。	5	
		3. 能做到尊老助老护老、细心爱心耐心关心。	5	
	自主学习	1. 按时完成工作页，书写整齐，内容完整准确。	4	
		2. 多次交流讨论，见解新颖有创意。	4	
技能 50	工作准备	1. 治疗师洗净双手，着装整洁；老人取端坐位。	5	
		2. 物品准备齐全。	5	
	评估实施	1. 解释EAT-10的评估目的。	10	
		2. 解释EAT-10的评估方法。	10	
		3. 观察、记录老人的反应（身体、心理）。	10	
	健康宣教	1. 进食安全的宣教。	5	
		2. 饮食营养的宣教。	5	
知识 20	知识掌握	1. 能判断EAT-10的适用对象。	10	
		2. 能流利阐述EAT-10的评估流程和标准。	10	
合　　计			100	

工作领域三

老年人吞咽障碍临床吞咽评估

工作任务 1　口颜面和喉部功能评估

🖌 任务情境

【功能水平】赵奶奶,81 岁,帕金森病史 10 余年,能完成简单交流,注意力、记忆力及逻辑思维能力均减退。吞咽费力,需进食软食,咧嘴、噘嘴、鼓腮及舌运动均欠充分,舌轮替运动难以完成。软腭上抬幅度减弱,咽反射(一),咳嗽力量弱。

【活动水平】日常生活活动基本依赖护理员完成。

【参与水平】住在养老机构,基本不参与互动性活动。

【个人与环境】子女支付日常费用,养老机构公寓单人套间。

请为赵奶奶进行口颜面和喉部功能评估。

📖 任务目标

1. 能判断口颜面和喉部功能评估的适用对象,明白口颜面和喉部功能评估的评估标准。

2. 学会口颜面和喉部功能评估的操作,能根据老年人的身体状况合理实施口颜面和喉部功能评估,根据口颜面和喉部功能的评估标准记录结果。

3. 具有安全意识,避免口颜面和喉部功能评估带来的风险;养成细心观察老年人反应的职业习惯,口颜面和喉部功能评估时进行多次示范,确保老年人明白评估内容。

📖 任务书

表 3.1.1　任务及时间分配表

任　　务	时间分配	实际完成时间
1. 分组:小组成员	3 分钟	
2. 填表:任务分配表	2 分钟	
3. 研读:知识梳理	5 分钟	

(续表)

任　　务	时 间 分 配	实际完成时间
4. 讨论：3 个引导问题	5 分钟	
5. 演练：口颜面和喉部功能评估操作	10 分钟	
6. 评价	5 分钟	

任务分配

表 3.1.2　问题讨论分配表

小 组 成 员	讨论任务分工
	思考并回答引导问题 第____题
	思考并回答引导问题 第____题
	思考并回答引导问题 第____题

问题驱动

● 问题 1：口颜面和喉部功能评估的适用对象是谁？

● 问题 2：口颜面和喉部功能评估的合理流程是怎样的？

● 问题 3：如果赵奶奶面对自己不如意的表现，心情沮丧，你怎么办？

知识梳理

一、口颜面和喉部功能评估的适用对象

存在或可能存在吞咽障碍的老年人。

二、口颜面和喉部功能的评估内容

表 3.1.3　口颜面和喉部功能的评估内容

测验内容		要求及说明	分　级	评估
唇运动评估				
静止状态		观察患者未说话时唇的位置。	a. 没有异常。	
			b. 唇轻微下垂或不对称。	
			c. 唇下垂,但是患者偶尔试图复位,位置可变。	
			d. 唇非常明显地不对称或变形。	
			e. 严重不对称或严重病变,位置几乎不变化。	
唇角外展状态		令患者做一个夸张的笑,鼓励其尽量抬高唇角,观察双唇抬高和收缩运动。	a. 没有异常。	
			b. 仔细观察有轻微的不对称。	
			c. 严重变形的笑,显出只有一侧唇角抬高。	
			d. 试图做这一动作,但是外展和抬高两项运动均在最小范围。	
			e. 不能做唇的外展。	
闭唇鼓腮状态		①令患者闭唇吹气鼓腮坚持15秒,记下实际时间,并注意唇边是否有气漏出。若有鼻漏气,评定者应捏住患者的鼻子。②示范并鼓励患者清脆地发出"P"音10次,记下所用时间并观察闭唇的连贯性。	a. 唇闭合极好,能保持唇闭合15秒或用连贯的唇闭合来重复"P"音。	
			b. 偶尔有漏气,在每次爆破音发声中唇闭合不一致。	
			c. 能保持唇闭合7~10秒。在发声时观察有唇闭合,但声音微弱。	
			d. 唇闭合很差,唇的一部分闭合丧失。试图闭合但不能坚持,听不到发声。	
			e. 不能唇闭合,并看不见也听不到患者发声。	
交替动作状态		示范并令患者在10秒内重复"u""i"(不必出声)10次,记下所用时间。	a. 能在10秒内有节奏地连接这两个运动,唇收拢和外展很好。	
			b. 能在15秒内连接这两个运动,在唇收拢和外展时可能出现有节奏的颤抖或改变。	
			c. 试图做这两个运动,但是很费力。	
			d. 只能辨别唇形有所不同。	
			e. 不能做任何运动。	
下颌运动评估				
静止状态		当患者不说话时观察下颌的位置。	a. 正常位置。	
			b. 下颌偶尔下垂或偶尔过度闭合。	
			c. 下颌松弛下垂,口张开,但是偶尔试图闭合或频繁试图复位。	
			d. 大部分时间下颌松弛下垂,且有缓慢不随意的运动。	
			e. 下颌下垂非常严重或非常紧地闭合,不能复位。	

(续表)

测验内容	要求及说明	分级	评估
下颌运动评估			
言语状态	当患者说话时观察下颌的位置	a. 没有异常。	
		b. 有轻微的偏离。	
		c. 下颌没有固定位置或下颌明显地痉挛,但是患者在有意识地控制。	
		d. 患者虽有意识地明显控制,仍有严重异常。	
		e. 没有明显的运动。	
软腭运动评估			
反流	询问并观察患者在吃饭或饮水时是否有水或物进入鼻腔。	a. 没有。	
		b. 偶尔有1~2次进入鼻腔,或咳嗽时偶尔出现。	
		c. 1周有几次。	
		d. 每次进餐时至少有1次。	
		e. 进食时连续进入鼻腔。	
软腭抬高状态	令患者发"啊"音5次,并在每个"啊"音之间要有一个充分的停顿,观察发音时软腭的运动。	a. 软腭能充分保持对称运动。	
		b. 有轻微的不对称,但是能运动。	
		c. 在所有的发音中软腭均不能抬高,或严重不对称。	
		d. 软腭仅有一些最小限度的运动。	
		e. 软腭没有扩张或抬高。	
喉运动评估			
发音时间	令患者尽可能长时间地发"啊"音,并记录下时间,同时注意每次发音时的清晰度。	a. 持续15秒。	
		b. 持续10秒。	
		c. 持续5~10秒,但时断时续,声音沙哑或发音中断。	
		d. 能清楚持续3~5秒;或虽能发音5~10秒,但有明显的沙哑。	
		e. 不能持续清楚地说"啊"达3秒。	
音高	示范并令患者唱音阶(至少6个音阶)。	a. 没有异常。	
		b. 好,但有一些困难,嗓音嘶哑或吃力。	
		c. 可唱出4个清楚的音高变化,上升不均匀。	
		d. 音高变化极小,显出高、低音间有差异。	
		e. 音高无变化。	
音量	令患者从1数到5,逐渐加大声音量。	a. 能控制和改变音量。	
		b. 音量变化有些困难,偶有声音相似处。	
		c. 音量变化明显不均匀。	
		d. 音量只有轻微的变化,很难控制。	
		e. 音量无变化,或全部过大或过小。	

(续表)

(续表)

测验内容	要求及说明	分级	评估
舌运动评估			
静止状态	令患者张嘴1分钟,在静止状态下观察舌的变化。	a. 无异常。	
		b. 偶有不随意运动,或有最低限度的偏歪。	
		c. 舌明显偏向一侧,或不随意运动明显。	
		d. 舌的一侧明显有皱缩,或成束状。	
		e. 舌严重不正常,即舌体小、皱缩或过度肥大。	
伸舌状态	令患者在4秒内将舌伸出收回5次,记录所用时间。	a. 舌在正常范围内活动平稳、清晰。	
		b. 活动慢(在4～6秒内),其他正常。	
		c. 活动不规则或伴随面部怪相,或伴有明显的震颤,或在6～8秒内完成。	
		d. 只能把舌伸出唇外,或运动不超过2次,时间超过8秒。	
		e. 不能做。	
上下运动状态	令患者伸舌,向上指鼻,向下指向下颌,连续做5次,在6秒内完成,并记下所用时间。	a. 无异常。	
		b. 活动好,但速度慢(8秒内)。	
		c. 上下都能运动,但吃力或不完全。	
		d. 只能向一个方向运动,或运动迟钝。	
		e. 舌不能上下运动。	
两侧运动状态	令患者在4秒内伸舌并左右摆动5次,记下所用时间。	a. 无异常。	
		b. 活动好,但速度慢(5～6秒内完成)。	
		c. 能向两侧运动,但吃力或不完全,可在6～8秒内完成。	
		d. 只能向一侧运动,或不能保持,8～10秒内完成。	
		e. 患者不能做任何运动,或超过10秒才能完成。	
交替运动状态	令患者用尽可能快的速度说"咔(kā)、拉(lā)"10次,记下所用时间。	a. 无困难。	
		b. 有一些困难,轻微地不协调,稍慢完成,需要5～7秒。	
		c. 发声时一个较好,另一个较差,需10秒才能完成。	
		d. 舌仅在位置上有变化,只能识别出不同的声响,听不到清晰的词。	
		e. 舌没有位置的改变。	

三、口颜面和喉部功能评估的评估风险

(1) 注意用一次性压舌板、棉签等用品,避免交叉感染。

(2) 密切观察老年人是否存在呼吸困难、剧烈呛咳等反应,避免口颜面和喉部功能评估时带来的不适感。

任务实施

本任务为口颜面和喉部功能评估,具体实施流程如表 3.1.4 所示。

表 3.1.4　口颜面和喉部功能评估任务实施流程

流程	任　务	情　境
工作准备	1. 环境准备:整洁、宽敞、明亮,温度、湿度适宜。 2. 治疗师准备:洗净双手,着装整洁。 3. 老人准备:理解和配合,取端坐位及仰卧位。 4. 物品准备:评估表、靠背椅、秒表、手电筒、杯子、温开水、饼干、长棉棒、压舌板。	图 3.1.1　评估物品
沟通评估	1. 沟通。携带用物,向老人解释口颜面和喉部功能评估的目的、评估关键步骤,讲解需要老人注意和(或)配合的内容,询问老人对操作过程是否存在疑问等。	视频 3.1 口颜面功能评估
	2. 评估。对老人进行综合评估(可通过老人和家属了解): (1) 全身情况(精神状态、二便、睡眠等)。 (2) 局部情况(体位、食物性状等)。 (3) 特殊情况(言语清晰度、认知状态、咳嗽反射等)。	
实施过程	1. 观察老人是否存在流涎,然后嘱其模仿治疗师完成唇缩、鼓腮、唇展动作。	图 3.1.2　唇运动评估
	2. 观察老人是否存在下颌下垂,然后嘱其模仿治疗师完成咀嚼动作。	
	3. 与老人面对面,嘱其张嘴发"啊"声,治疗师利用手电筒观察老人软腭上抬幅度和对称性。	图 3.1.3　软腭运动评估
	4. 与老人面对面,嘱其模仿治疗师完成发音、音高、音量评估动作。	

(续表)

流程	任 务	情 境
	5. 与老人面对面,嘱其模仿治疗师完成伸舌、舔上唇、舔下唇、摆左及摆右的动作。	图 3.1.4　舌运动评估
	6. 咽发射检查:用长棉棒轻触咽后壁、舌根和双侧腭弓,观察老人的恶心干呕反应。	图 3.1.5　咽反射检查
	7. 吞咽反射检查:在可能的情况下,让老人喝 140 毫升的温开水和吃 2 块饼干,要求尽可能快地完成。	
	8. 咳嗽检查:询问老人吃饭或喝水时,是否发生咳嗽或呛咳。	
	9. 根据口颜面和喉部功能评估标准判断评估结果,并记录。	
观察整理	1. 随时观察老人反应及其感受,发现异常立即停止。 2. 健康宣教:根据评估结果,给老人开展进食安全、口颜面功能自我训练等健康宣教。 3. 整理用品,洗手。	

评价反馈

表 3.1.5 可作为自评表,也可作为互评表。

表 3.1.5　评价表

班级:		评价者姓名:	被评价者姓名:	
学习任务		任务名称:口颜面和喉部功能评估		
评价项目		评价标准	分值	得分
素质 30	纪律情况	1. 无无故缺勤、迟到、早退现象。	3	
		2. 准备好学习用品并清点齐全。	3	
		3. 穿着实训服,严格遵守实训室要求。	3	
	职业素质	1. 自己的工位桌面、地面整洁无杂物。	3	
		2. 与小组成员、同学之间能合作,协调能力强。	5	
		3. 能做到尊老助老护老、细心爱心耐心关心。	5	
	自主学习	1. 按时完成工作页,书写整齐,内容完整准确。	4	
		2. 多次交流讨论,见解新颖有创意。	4	

（续表）

评价项目		评 价 标 准	分值	得分
技能 50	工作准备	1. 治疗师洗净双手，着装整洁；老人取端坐位及仰卧位。	5	
		2. 物品准备齐全。	5	
	评估实施	1. 学会口颜面和喉部功能评估的操作。	20	
		2. 记录老人的反应、评估时间，并判断功能是否异常。	10	
	健康宣教	1. 进食安全的宣教。	5	
		2. 口颜面功能自我训练的宣教。	5	
知识 20	知识掌握	1. 能判断口颜面和喉部功能评估的适用对象。	10	
		2. 能流利阐述口颜面和喉部功能评估的评估标准。	10	
合　　计			100	

工作领域三 老年人吞咽障碍临床吞咽评估

工作任务 2　口腔卫生评估

任务情境

【功能水平】盘奶奶,75 岁,阿尔茨海默病确诊 5 年余,能正常对话交流,吞咽固体食物时稍费力;咧嘴、噘嘴充分,鼓腮可,舌运动充分,舌轮替运动可,软腭上抬可,咽反射稍减退,主动咳嗽力量欠佳。

【活动水平】生活大部分能自理。

【参与水平】住在养老机构,可在套间里看电视及陪同下下楼散步。

【个人与环境】有医疗保险,有退休工资,养老机构公寓单人套间。

请为盘奶奶进行口腔卫生评估。

任务目标

1. 能判断口腔卫生评估的适用对象,明白口腔卫生的评估标准。
2. 学会口腔卫生评估的操作,能根据老年人的身体状况合理实施口腔卫生评估,根据口腔卫生评估的评估标准记录结果。
3. 具有安全意识,避免口腔卫生评估带来的风险;养成细心观察老年人反应的职业习惯,口腔卫生评估时耐心询问老年人的感受。

任务书

表 3.2.1　任务及时间分配表

任　　务	时 间 分 配	实际完成时间
1. 分组:小组成员	3 分钟	
2. 填表:任务分配表	2 分钟	
3. 研读:知识梳理	5 分钟	
4. 讨论:3 个引导问题	5 分钟	
5. 演练:口腔卫生评估操作	5 分钟	
6. 评价	5 分钟	

任务分配

表 3.2.2　问题讨论分配表

小 组 成 员	讨论任务分工
	思考并回答引导问题 第＿＿题

(续表)

小 组 成 员	讨论任务分工
	思考并回答引导问题 第____题
	思考并回答引导问题 第____题

问题驱动

● 问题1：口腔卫生评估包括哪些方面？

● 问题2：口腔卫生评估对一名老年人的吞咽功能有哪些意义？

● 问题3：如果盘奶奶口腔卫生情况非常糟糕，让你产生不适感，你怎么办？

知识梳理

一、口腔卫生评估的适用对象

存在或可能存在吞咽障碍的老年人。

二、口腔卫生评估的内容及标准

表 3.2.3　口腔卫生评估的内容及标准

评估项	评估标准（症状描述）		
	1分	2分	3分
唇	滑润、质软、无裂口	干燥、有少量痂皮、有裂口、有出血倾向	干燥、有大量痂皮、有裂口、有分泌物、易出血
黏膜	湿润、完整	干燥、完整	干燥、黏膜破损或有溃疡面
牙龈	无出血及萎缩	轻微萎缩、出血	有萎缩、容易出血、肿胀

(续表)

评估项	评估标准（症状描述）		
	1分	2分	3分
牙/义齿	无龋齿、义齿合适	无龋齿、义齿不合适	有许多空洞、有裂缝、义齿不合适、齿间流脓液
牙垢/牙石	无牙垢或少许牙石	有少至中量牙垢或中量牙石	大量牙垢或牙石
舌	湿润、有少量舌苔	干燥、有中量舌苔	干燥、有大量舌苔或覆盖黄色舌苔
硬腭	湿润、无或有少量碎屑	干燥、有少量或中量碎屑	干燥、有大量碎屑
唾液	中量、透明	少量或过多量	半透明或黏稠
气味	无味或有味	有难闻气味	有刺鼻气味
损伤	无	唇有损伤	口腔内有损伤
自理能力	完全自理	部分依赖	完全依赖
健康知识	大部分来源于实践，刷牙有效，使用牙线清洁牙齿	有些错误观念，刷牙有效，未使用牙线清洁牙齿	有很多错误观念，很少清洁牙齿，刷牙无效，未使用牙线清洁牙齿
合计			

评估说明：

（1）将口腔卫生状况分为好、一般、差，分别记为1分、2分、3分。总分为各项目之和，分值范围为12~36分。分值越高，表明患者口腔卫生状况越差，越需要加强口腔护理。

（2）若患者因口腔或口腔附近的治疗、手术等戴有特殊装置或管道，应注意评估佩戴状况、对口腔功能的影响及是否存在危险因素。

三、口腔卫生评估的评估风险

（1）注意用一次性压舌板、棉签等用品，避免交叉感染。

（2）密切观察老年人是否存在呼吸困难、剧烈呛咳等反应，避免口腔卫生评估的不适感。

任务实施

本任务为口腔卫生评估，具体实施流程如表3.2.4所示。

表3.2.4　口腔卫生评估任务实施流程

流程	任务	情境
工作准备	1. 环境准备：整洁、宽敞、明亮，温度、湿度适宜。	
	2. 治疗师准备：洗净双手，着装整洁。	
	3. 老人准备：理解和配合，取端坐位。	
	4. 物品准备：评估表、靠背椅、手电筒、棉签、压舌板。	

（续表）

流程	任　务	情　境
沟通评估	1. 沟通。携带用物，向老人解释口腔卫生评估的目的、评估关键步骤，讲解需要老人注意和（或）配合的内容，询问老人对操作过程是否存在疑问等。	
	2. 评估。对老人进行综合评估（可通过老人和家属了解）： （1）全身情况（精神状态、二便、睡眠等）。 （2）局部情况（牙齿、食物性状等）。 （3）特殊情况（体重是否减轻、咳嗽反射）。	
实施过程	1. 与老人面对面，依次观察其唇、黏膜、牙龈、牙齿、舌、硬腭、唾液、气味及损伤情况，并进行评估记录。	视频 3.2 口腔卫生评估
	2. 与老人及照顾者进行访谈，了解评估其掌握的健康知识和日常口腔护理习惯，并进行评估记录。	
	3. 根据口腔卫生评估标准判断评估结果，并记录。	
观察整理	1. 随时观察老人反应及其感受，发现异常立即停止。 2. 健康宣教：根据评估结果，给老人开展正确口腔护理等健康宣教。 3. 整理用品，洗手。	

评价反馈

表 3.2.5 可作为自评表，也可作为互评表。

表 3.2.5　评价表

班级：		评价者姓名：	被评价者姓名：	
学习任务		任务名称：口腔卫生评估		
评价项目		评 价 标 准	分值	得分
素质 30	纪律情况	1. 无无故缺勤、迟到、早退现象。	3	
		2. 准备好学习用品并清点齐全。	3	
		3. 穿着实训服，严格遵守实训室要求。	3	
	职业素质	1. 自己的工位桌面、地面整洁无杂物。	3	
		2. 与小组成员、同学之间能合作，协调能力强。	5	
		3. 能做到尊老助老护老、细心爱心耐心关心。	5	
	自主学习	1. 按时完成工作页，书写整齐，内容完整准确。	4	
		2. 多次交流讨论，见解新颖有创意。	4	

（续表）

评价项目		评价标准	分值	得分
技能 50	工作准备	1. 治疗师洗净双手，着装整洁；老人取端坐位。	5	
		2. 物品准备齐全。	5	
	评估实施	1. 学会口腔卫生评估的操作。	20	
		2. 记录老人的口腔卫生状况。	10	
	健康宣教	正确口腔护理的宣教。	10	
知识 20	知识掌握	1. 能判断口腔卫生评估的适用对象。	10	
		2. 能流利阐述口腔卫生评估的评估标准。	10	
		合　计	100	

工作任务 3　临床吞咽功能评估

🪑 任务情境

【功能水平】陈爷爷，68岁，脑梗死后恢复期，混合性失语，无法交流。吞咽稍费力，偏软食，常有流质食物从左侧嘴角漏出，咧嘴、噘嘴及鼓腮左侧不能。舌外伸左偏，舌向左、右、上、下运动欠充分，舌轮替运动差，软腭上抬可，主动咳嗽力量欠佳。

【活动水平】日常生活活动依赖家人完成。

【参与水平】住在医院，不能参与互动性活动。

【个人与环境】有医疗保险，在医院继续康复治疗。

请使用临床吞咽功能评估表为陈爷爷进行评估。

📋 任务目标

1. 能判断临床吞咽功能评估表的适用对象，明白临床吞咽功能评估表的评估标准。

2. 学会临床吞咽功能评估表的操作，能根据老年人的身体状况合理实施临床吞咽功能评估表评估，根据临床吞咽功能评估表的评估标准记录结果。

3. 具有安全意识，避免使用临床吞咽功能评估表带来的风险；养成细心观察老年人反应的职业习惯，进行临床吞咽功能评估时耐心询问老年人的感受。

📖 任务书

表 3.3.1　任务及时间分配表

任　　务	时 间 分 配	实际完成时间
1. 分组：小组成员	3 分钟	
2. 填表：任务分配表	2 分钟	
3. 研读：知识梳理	5 分钟	
4. 讨论：3 个引导问题	5 分钟	
5. 演练：临床吞咽功能评估表操作	15 分钟	
6. 评价	5 分钟	

👥 任务分配

表 3.3.2　问题讨论分配表

小　组　成　员	讨论任务分工
	思考并回答引导问题 第＿＿＿题

(续表)

小 组 成 员	讨论任务分工
	思考并回答引导问题 第____题
	思考并回答引导问题 第____题

问题驱动

● 问题 1：临床吞咽功能评估表的适用对象是谁？

● 问题 2：临床吞咽功能评估表可否作为吞咽障碍的诊断标准？为什么？

● 问题 3：如果陈爷爷在评估中无法理解你的指令和目的，你怎么办？

知识梳理

一、临床吞咽功能评估表的适用对象

存在或可能存在吞咽障碍的老年人。

二、临床吞咽功能评估表的内容

表 3.3.3　临床吞咽功能评估表的内容

1. 主观资料（Subjective, S）
（1）诊断/主要病史和体格检查概况_____ （2）既往言语语言病理治疗_____ （3）疼痛报告_____ （4）既往疾病史： □慢性阻塞性肺病、肺气肿、哮喘或其他呼吸道问题_____

（续表）

□胃食管反流病＿＿＿＿＿＿＿＿＿＿＿＿＿＿＿＿＿＿＿＿＿＿＿＿＿＿＿＿＿＿＿＿
□哽噎感＿＿＿＿＿＿＿＿＿＿＿＿＿＿＿＿＿＿＿＿＿＿＿＿＿＿＿＿＿＿＿＿＿＿
□短暂性脑缺血发作，脑血管意外＿＿＿＿＿＿＿＿＿＿＿＿＿＿＿＿＿＿＿＿＿＿
□其他神经疾病＿＿＿＿＿＿＿＿＿＿＿＿＿＿＿＿＿＿＿＿＿＿＿＿＿＿＿＿＿＿
□认知障碍＿＿＿＿＿＿＿＿＿＿＿＿＿＿＿＿＿＿＿＿＿＿＿＿＿＿＿＿＿＿＿＿
□手术史＿＿＿＿＿＿＿＿＿＿＿＿＿＿＿＿＿＿＿＿＿＿＿＿＿＿＿＿＿＿＿＿＿
□化疗/放疗＿＿＿＿＿＿＿＿＿＿＿＿＿＿＿＿＿＿＿＿＿＿＿＿＿＿＿＿＿＿＿＿
□误吸/吸入性肺炎＿＿＿＿＿＿＿＿＿＿＿＿＿＿＿＿＿＿＿＿＿＿＿＿＿＿＿＿＿
□气管套管存在或其他影响吞咽的情况＿＿＿＿＿＿＿＿＿＿＿＿＿＿＿＿＿＿＿＿
□其他＿＿＿＿＿＿＿＿＿＿＿＿＿＿＿＿＿＿＿＿＿＿＿＿＿＿＿＿＿＿＿＿＿＿

（5）患者的主诉＿＿＿＿＿＿＿＿＿＿＿＿＿＿＿＿＿＿＿＿＿＿＿＿＿＿＿＿＿＿
（6）目前影响吞咽功能的药物使用情况：□无/□有
（7）症状的发生：□突然　　　□逐渐：开始＿＿＿接着＿＿＿
（8）症状：□进食固体差　　□进食液体差　　□疲劳时差
　　　　　　□口腔期出现症状　□导致体重减轻　□其他＿＿＿

2. 客观资料（Objective, O）
（1）意识水平：□清醒　　□嗜睡　　□昏迷
（2）认知-语言情况：□需进一步评估　　□无须评估
（3）口腔/颜面检查

呕吐：　　　　　　□完整　　　　　　　□缺失
咳嗽：　　　　　　□强烈　　　　□弱　　　　　□缺失
咳嗽反应时间：　　□马上　　　　□推迟
清嗓：　　　　　　□强烈　　　　□弱　　　　　□缺失
清嗓反应时间：　　□马上　　　　□推迟
声音质量：　　　　□沙哑　　　　□带呼吸声　　□湿润
唇运动：　　　　　□流涎 a b c d e　　□唇缩 a b c d e
　　　　　　　　　□鼓腮 a b c d e　　□唇拢 a b c d e
舌运动：　　　　　□伸舌 a b c d e　　□舔上唇 a b c d e
　　　　　　　　　□舔下唇 a b c d e　□摆左 a b c d e
　　　　　　　　　□摆右 a b c d e
下颌运动：　　　　□下垂 a b c d e　　□咀嚼运动 a b c d e
软腭运动：　　　　□提升 a b c d e　　□咽反射 a b c d e
语言：　　　　　　□构音障碍　　　　　□失语

（4）食物选择
进食场所：
进食体位：　　　　□躯干位置　　　　　□头部位置
帮助方式：
食物选择：
　　　□冰块　　无须检查/正常范围/损伤　　记录（请描述）＿＿＿＿＿＿
　　　□水　　　无须检查/正常范围/损伤　　记录（请描述）＿＿＿＿＿＿
　　　□浓汤　　无须检查/正常范围/损伤　　记录（请描述）＿＿＿＿＿＿
　　　□固体　　无须检查/正常范围/损伤　　记录（请描述）＿＿＿＿＿＿
　　　□稠的液体　无须检查/正常范围/损伤　记录（请描述）＿＿＿＿＿＿
　　　□混合物　无须检查/正常范围/损伤　　记录（请描述）＿＿＿＿＿＿
一口量（毫升）：
食物放入位置：
吞咽模式：

（续表）

(续表)

```
吞咽时间：
吞咽动作：
喉活动度：
咳嗽力量：
口腔残留量：
食物反流：
呛咳：
咽残留感：
吞咽后声音的变化：
咳出的痰中是否带有所进食的食物：
(5) 饮水试验：　　□Ⅰ　　□Ⅱ　　□Ⅲ　　□Ⅳ　　□Ⅴ
(6) 吞咽障碍的分级：□Ⅰ　　□Ⅱ　　□Ⅲ　　□Ⅳ　　□Ⅴ
3. 评估分析（Assessment, A）
□患者没有临床误吸的症状或体征
□患者存在明确的临床误吸体征
□患者存在（□严重 □中等 □轻微）的口腔期吞咽困难
□患者存在（□严重 □中等 □轻微）的咽期吞咽困难
□其他：
预后（选一项）：□很好　　□好　　□一般　　□差
影响因素：_____
4. 计划（Plan, P）
□不能经口进食，改变营养方式
□不能经口进食，需进一步检查：
□纤维电子喉镜吞咽检查（FEES）
□改良的吞咽造影检查（VFSS）
□不能经口进食，在_____天内重复临床评估
□能经口进食以下食物：□冰块　□水　□浓汤　□固体　□稠的液体　□混合物
□需要吞咽治疗_____次/周，持续_____周，目标如下：
□增加口腔吞咽的运动功能
□增加患者吞咽过程中的气道保护功能
□增加咽的功能
□提供给患者或照顾者安全的吞咽技巧
□其他_____
患者及其照顾者的教育：□根据治疗提供了建议与教育
□其他_____
                                        治疗师签名：
                                        日期：_____年____月____日
```

三、临床吞咽功能评估表的评估风险

（1）注意用一次性压舌板、棉签等用品，避免交叉感染。

（2）密切观察老年人是否存在呼吸困难、剧烈呛咳等反应，避免进行临床吞咽功能评估的不适感。

任务实施

本任务为临床吞咽功能评估表评估，具体实施流程如表3.3.4所示。

表 3.3.4　临床吞咽功能评估表评估任务实施流程

流程	任　　务	情　　境
工作准备	1. 环境准备：整洁、宽敞、明亮，温度、湿度适宜。 2. 治疗师准备：洗净双手，着装整洁。 3. 老人准备：理解和配合，取端坐位。 4. 物品准备：评估表、靠背椅、手电筒、棉签、压舌板。	
沟通评估	1. 沟通。携带用物，向老人解释临床吞咽功能评估表评估的目的、评估关键步骤，讲解需要老人注意和（或）配合的内容，询问老人对操作过程是否存在疑问等。 2. 评估。对老人进行综合评估（可通过老人和家属了解）： （1）全身情况（精神状态、二便、睡眠等）。 （2）局部情况（体位、食物性状等）。 （3）特殊情况（体重是否减轻、咳嗽反射）。	
实施过程	1. 主观资料（S）：通过查阅病历资料及与老人/照顾者访谈，了解包括疾病诊断、既往治疗、疼痛情况、既往疾病史、主诉、药物使用情况、吞咽相关症状及发生情况等，并进行评估记录。 2. 客观资料（O）：通过与老人面对面评估，进行口腔颜面检查、食物选择、一口量、吞咽模式、吞咽时间、饮水试验及吞咽障碍分级等项目信息采集，并进行记录。 3. 评估分析（A）：根据以上信息及评估结果进行结果分析，做出预后判断并列出影响因素，并记录。 4. 吞咽治疗计划（P）：根据以上分析，做出吞咽治疗计划，包括安全进食方式的选择、具体治疗方案及健康宣教。	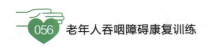 视频 3.3 临床吞咽功能评估表评估
观察整理	1. 随时观察老人反应及其感受，发现异常立即停止。 2. 健康宣教：根据评估结果，给老人开展正确口腔护理、安全进食等健康宣教。 3. 整理用品，洗手。	

评价反馈

表 3.3.5 可作为自评表，也可作为互评表。

表 3.3.5 评价表

班级：		评价者姓名：	被评价者姓名：		
学习任务			任务名称：临床吞咽功能评估表评估		
评价项目			评 价 标 准	分值	得分
素质 30	纪律情况	1. 无无故缺勤、迟到、早退现象。		3	
		2. 准备好学习用品并清点齐全。		3	
		3. 穿着实训服，严格遵守实训室要求。		3	
	职业素质	1. 自己的工位桌面、地面整洁无杂物。		3	
		2. 与小组成员、同学之间能合作，协调能力强。		5	
		3. 能做到尊老助老护老、细心爱心耐心关心。		5	
	自主学习	1. 按时完成工作页，书写整齐，内容完整准确。		4	
		2. 多次交流讨论，见解新颖有创意。		4	
技能 50	工作准备	1. 治疗师洗净双手，着装整洁；老人取端坐位。		5	
		2. 物品准备齐全。		5	
	评估实施	1. 学会临床吞咽功能评估表的操作。		20	
		2. 记录老人的反应、评估时间，并判断功能是否异常。		10	
	健康宣教	1. 口腔护理的宣教。		5	
		2. 安全进食的宣教。		5	
知识 20	知识掌握	1. 能判断临床吞咽功能评估表的适用对象。		10	
		2. 能流利阐述临床吞咽功能评估表的评估标准。		10	
合　　计				100	

工作领域四

老年人吞咽障碍间接训练

工作任务1 口腔感觉训练技术

任务情境

【功能水平】田奶奶,70岁,能正常对话交流,饮水呛咳,言语清晰度欠佳;张口、咧嘴、噘嘴、咂唇、鼓腮均稍差,有食物残留在舌面和口腔颊部。软腭上抬可,咽反射(一),主动咳嗽力量可。

【活动水平】生活能自理。

【参与水平】住在高档小区,每天在小区活动中心下象棋。

【个人与环境】有医疗保险,有退休工资,与老伴同住,有住家保姆。

请为田奶奶进行口腔感觉训练。

任务目标

1. 能明白口腔感觉训练技术的适用对象,同时知道操作流程。
2. 学会口腔感觉训练技术的操作,能根据具体情况选用适宜的口腔感觉训练技术。
3. 具有安全意识,避免老年人发生呕吐现象;养成能仔细观察老年人面部表情的职业习惯,及时发现老年人不适,来调整训练方法。

任务书

表4.1.1 任务及时间分配表

任 务	时 间 分 配	实际完成时间
1. 分组:小组成员	3分钟	
2. 填表:任务分配表	2分钟	
3. 研读:知识梳理	5分钟	
4. 讨论:4个引导问题	5分钟	
5. 演练:口腔感觉训练技术操作	5分钟	
6. 评价	5分钟	

任务分配

表 4.1.2　问题讨论分配表

小 组 成 员	讨论任务分工
	思考并回答引导问题 第____题
	思考并回答引导问题 第____题
	思考并回答引导问题 第____题
	思考并回答引导问题 第____题

问题驱动

● 问题 1：口腔感觉训练技术的适用对象是谁？

● 问题 2：口腔感觉训练技术分别有哪些？

● 问题 3：K 点刺激的主要作用是什么？

● 问题 4：如果田奶奶不喜欢酸刺激，你怎么办？

知识梳理

一、口腔感觉训练技术的适用对象

主要针对吞咽失用和口腔期吞咽障碍患者口腔感觉差、吞咽启动慢设计的一系列训练技术。K 点刺激适用于假性球麻痹所致不能张口、认知障碍张口不配合患者，吞咽反射减弱的吞咽功能障碍患者。

二、口腔感觉训练技术分别有哪些？

分别有冷刺激、冰酸刺激、嗅觉刺激、味觉刺激、口面部振动刺激、气脉冲感觉刺激、K点刺激、深层咽肌神经刺激疗法。

三、口腔感觉训练技术的注意事项

（1）根据老年人的具体情况来选择适用的口腔感觉训练技术。
（2）密切观察老年人是否存在口腔或面部皮肤破损，以免加重皮肤感染。

任务实施

本任务为口腔感觉训练技术操作，具体实施流程如表4.1.3所示。

表4.1.3 口腔感觉训练技术任务实施流程

流程	任务	情境
工作准备	1. 环境准备：整洁、宽敞、明亮，温度、湿度适宜。 2. 治疗师准备：洗净双手，着装整洁。 3. 老人准备：理解和配合，取端坐位。 4. 物品准备：靠背椅、冰棉签、各种香料、黑胡椒、薄荷脑、糖、盐、柠檬、改良振动棒、气脉冲、K点勺。	图4.1.1 训练物品
沟通评估	1. 沟通。携带用物，向老人解释口腔感觉训练技术操作的目的、评估关键步骤，讲解需要老人注意和（或）配合的内容，询问老人对操作过程是否存在疑问等。见视频4.1.1。	视频4.1.1 口腔感觉刺激沟通讲解
	2. 评估。对老人进行综合评估（可通过老人和家属了解）： （1）全身情况（精神状态、二便、睡眠等）。 （2）局部情况（体位、口面部皮肤等）。 （3）特殊情况（呕吐反射、咳嗽反射）。	
实施过程 （冷刺激/ 冰酸刺激）	1. 刷擦舌面： 使用冰棉签/冰酸棉签刷擦舌面，从患侧往健侧刷擦，注意刷擦时间为2～3秒，以免冻伤。见视频4.1.2。	视频4.1.2 刷擦舌面 图4.1.2 刷擦舌面

（续表）

流程	任务	情境
实施过程（冷刺激/冰酸刺激）	2. 垂直刷擦腭舌弓：使用冰棉签/冰酸棉签刷擦腭舌弓，先患侧再健侧，注意动作轻柔，刷擦时间为2～3秒，以免冻伤。	图4.1.3 垂直刷擦腭舌弓
	3. 刷擦患侧牙龈：使用冰棉签/冰酸棉签刷擦患侧牙龈，注意动作轻柔，刷擦时间为2～3秒，以免冻伤。见视频4.1.3。 视频4.1.3 刷擦患侧牙龈	图4.1.4 刷擦患侧牙龈
	4. 刷擦患侧内颊部：使用冰棉签/冰酸棉签刷擦患侧内颊部，注意动作轻柔，刷擦时间为2～3秒，以免冻伤。见视频4.1.4。 视频4.1.4 刷擦患侧内颊部	图4.1.5 刷擦患侧内颊部
实施过程（嗅觉刺激）	用黑胡椒、薄荷脑等香料的气味来刺激老人的嗅觉。见视频4.1.5。 视频4.1.5 嗅觉刺激	图4.1.6 嗅觉刺激
实施过程（口面部振动刺激）	也称为改良振动棒深感觉训练，用改良振动棒来刺激刷擦口腔或面部所需刺激的部位，如唇、颊、舌、腭舌弓、软腭等部位。见视频4.1.6。 视频4.1.6 口面部振动刺激	图4.1.7 口面部振动刺激

(续表)

流程	任务	情境
实施过程（气脉冲感觉刺激）	使用气脉冲刺激舌根/咽后壁,快速挤压气囊,3～4次/秒,观察老人的面部表情,防止老人发生呕吐,同时观察老人是否产生吞咽动作。见视频4.1.7。 视频4.1.7 气脉冲感觉刺激	图4.1.8 气脉冲感觉刺激
实施过程（K点刺激）	用手指从牙与颊黏膜缝隙中进入口腔中刺激K点,刺激后老人可以反射性张口。对张口严重困难的老人可直接用小岛勺刺激K点,老人比较容易出现张口的动作。应用K点勺刺激K点时,需用力适中,力量过大易引起出血。若刺激10秒以上无张口动作,应考虑其他方法。见视频4.1.8。 视频4.1.8 K点刺激	图4.1.9 K点刺激(K点勺+手指)
实施过程（深层咽肌神经刺激疗法）	1. 双边软腭平滑刺激:将冰冻柠檬棒置于软腭,由患侧向健侧平滑移动,刺激1～3秒,以增加软腭反射功能。见视频4.1.9。 视频4.1.9 双边软腭平滑刺激	
	2. 三边软腭刺激:将冰冻柠檬棒置于软腭,由前向后平滑移动,先患侧后健侧,最后置于中间向悬雍垂滑去,各刺激1～3秒,以增加软腭反射功能。见视频4.1.10。 视频4.1.10 三边软腭刺激	
	3. 舌后根刺激:在舌后根味蕾部位由患侧滑向健侧,刺激1～3秒,以增加舌后根收缩反射。见视频4.1.11。 视频4.1.11 舌后根刺激	
	4. 舌旁刺激:由一侧舌前外周滑向舌根味蕾部位,刺激2～4秒,再换另一侧,以增加舌旁感觉和舌体移动的运动力。见视频4.1.12。 视频4.1.12 舌旁刺激	
	5. 舌中央刺激:由舌中间部位后方滑向前方,增加舌体形成马蹄状的运动。见视频4.1.13。 视频4.1.13 舌中央刺激	

(续表)

流程	任 务	情 境
	6. 双边咽后壁紧缩反射刺激：在患侧咽后壁处刺激 1~2 秒，再换健侧，增加咽后壁紧缩反射。见视频 4.1.14。 视频 4.1.14 双边咽喉壁紧缩反射刺激	
	7. 舌后根回缩反射力量刺激：在悬雍垂上轻点，观察舌后根回缩反应，刺激 1~2 秒，增加舌后根收缩反射的力量和速度。见视频 4.1.15。 视频 4.1.15 舌后根回缩反射力量刺激	
	8. 悬雍垂刺激：沿悬雍垂两旁划线，刺激 1~2 秒，先患侧再健侧，增加舌后根回缩反射的力量。见视频 4.1.16。 视频 4.1.16 悬雍垂刺激	
观察整理	1. 随时观察老人反应及其感受，发现异常立即停止。 2. 健康宣教：给老人开展进食安全、饮食营养等健康宣教。 3. 整理用品，洗手。	

评价反馈

表 4.1.4 可作为自评表，也可作为互评表。

表 4.1.4 评价表

班级：　　　　　　评价者姓名：　　　　　　被评价者姓名：

学习任务		任务名称：口腔感觉训练技术		
评价项目		评 价 标 准	分值	得分
素质 30	纪律情况	1. 无无故缺勤、迟到、早退现象。	3	
		2. 准备好学习用品并清点齐全。	3	
		3. 穿着实训服，严格遵守实训室要求。	3	
	职业素质	1. 自己的工位桌面、地面整洁无杂物。	3	
		2. 与小组成员、同学之间能合作，协调能力强。	5	
		3. 能做到尊老助老护老、细心爱心耐心关心。	5	
	自主学习	1. 按时完成工作页，书写整齐，内容完整准确。	4	
		2. 多次交流讨论，见解新颖有创意。	4	

（续表）

评价项目		评 价 标 准	分值	得分
技能 50	工作准备	1. 治疗师洗净双手，着装整洁；老人取端坐位。	2	
		2. 物品准备齐全。	3	
	具体实施	1. 学会冷刺激训练具体操作。	8	
		2. 学会嗅觉刺激具体操作。	4	
		3. 学会味觉刺激具体操作。	4	
		4. 学会口面部振动刺激具体操作。	4	
		5. 学会气脉冲感觉刺激具体操作。	4	
		6. 学会K点刺激具体操作。	4	
		7. 学会深层咽肌神经刺激疗法具体操作。	12	
	健康宣教	1. 进食安全的宣教。	2	
		2. 饮食营养的宣教。	3	
知识 20	知识掌握	1. 能判断口腔感觉训练技术的适用对象。	10	
		2. 能流利阐述口腔感觉训练技术的具体项目。	10	
合　　计			100	

工作领域四　老年人吞咽障碍间接训练

工作任务 2　口腔运动训练技术——舌运动体操

任务情境

【功能水平】易爷爷，62 岁，能与人交流，但吐词不清；吞咽费力；咧嘴、噘嘴欠充分，鼓腮可，舌外伸左偏，过唇约 1 厘米；舌向左、右、上、下运动欠充分，舌轮替运动差，软腭上抬可，咽反射（一），主动咳嗽力量可。

【活动水平】生活部分自理。

【参与水平】住在孩子家，每天养护花草。

【个人与环境】有医疗保险，有退休工资，房子为电梯房。

请为易爷爷进行口腔运动训练——舌运动体操。

任务目标

1. 能明确舌运动体操的适用对象，明白舌运动体操的操作流程。
2. 学会口腔运动训练技术——舌运动体操的具体操作，能根据老年人的舌部具体情况实施舌运动体操。
3. 具有安全意识，避免训练过程中损伤老年人的舌部表面；养成细心观察老年人反应的职业习惯，实施舌运动体操时能询问老年人的感受，避免疲劳。

任务书

表 4.2.1　任务及时间分配表

任　　务	时 间 分 配	实际完成时间
1. 分组：小组成员	3 分钟	
2. 填表：任务分配表	2 分钟	
3. 研读：知识梳理	5 分钟	
4. 讨论：3 个引导问题	5 分钟	
5. 演练：舌运动体操	5 分钟	
6. 评价	5 分钟	

任务分配

表 4.2.2　问题讨论分配表

小 组 成 员	讨论任务分工
	思考并回答引导问题 第＿＿＿题

(续表)

小 组 成 员	讨论任务分工
	思考并回答引导问题 第____题
	思考并回答引导问题 第____题

问题驱动

● 问题1：舌运动体操的适用对象是谁？

● 问题2：舌运动体操中的主动训练与被动训练的训练效果是一样的吗？不一样的话，是为什么？

● 问题3：如果易爷爷不愿意做舌运动体操中的主动训练，你该怎么办？

知识梳理

一、口腔运动训练技术——舌运动体操的适用对象

主要针对舌部灵活度、协调性、力量差的吞咽障碍患者。

二、口腔运动训练技术——舌运动体操的注意事项

（1）评估老年人能否进行主动运动，不能进行主动运动者可进行舌部被动运动；舌部肌肉有收缩，但主动运动差者，可进行辅助运动；舌部能主动运动，但不能进行抗阻运动者，进行舌部主动运动；可进行舌部抗阻训练者，即进行舌部抗阻训练。

（2）密切观察老年人的耐受力，对耐受力差的老年人要及时调整训练强度与频率。

（3）仔细观察老年人舌部表面情况，防止训练时导致的舌部表面损伤。

任务实施

本任务为口腔运动训练技术——舌运动体操，具体实施流程如表4.2.3所示。

表 4.2.3　口腔运动训练技术——舌运动体操任务实施流程

流程	任　务	情　境
工作准备	1. 环境准备：整洁、宽敞、明亮，温度、湿度适宜。 2. 治疗师准备：洗净双手，着装整洁。 3. 老人准备：理解和配合，取端坐位。 4. 物品准备：靠背椅、压舌板、吸舌器、纱布。	图 4.2.1　训练物品
沟通评估	1. 沟通。携带用物，向老人解释口腔运动训练技术——舌运动体操的目的、操作步骤，讲解需要老人注意和（或）配合的内容，询问老人对操作过程是否存在疑问等。见视频 4.2.1。　　视频 4.2.1 舌运动沟通讲解 2. 评估。对老人进行综合评估（可通过老人和家属了解）： （1）全身情况（精神状态、二便、睡眠等）。 （2）局部情况（体位、舌部表面等）。 （3）特殊情况（牙龈是否易出血）。	
实施过程	1. 被动运动。使用吸舌器或用纱布包裹舌部使舌被动向上、前、左、右运动。舌肌牵拉宜轻柔缓慢，避免拉伤。见视频 4.2.2。　　视频 4.2.2 舌被动运动	图 4.2.2　舌被动运动
	2. 辅助运动。用压舌板辅助舌部由一侧向另一侧运动，或用压舌板辅助舌部由上向下运动。见视频 4.2.3。　　视频 4.2.3 舌辅助运动	图 4.2.3　舌辅助运动
	3. 主动运动。①舌头自主向前、左、右、上、下的单个运动，每个动作尽量持续 5～10 秒；②单个运动达到一定幅度过渡到协调训练，即舌头向前、左、右、上、下的轮替运动。见视频 4.2.4。　　视频 4.2.4 舌主动运动	图 4.2.4　舌主动运动

流程	任务	情境
	4. 抗阻运动。①伸舌抗阻：伸出舌头与压舌板抗阻，维持5～10秒，重复做3～5次（见视频4.2.5）；②两侧抗阻训练：把舌尖伸向左/右唇角，与压舌板抗阻，维持5～10秒，重复做3～5次（见视频4.2.6）。 视频4.2.5 伸舌抗阻　　视频4.2.6 舌两侧抗阻	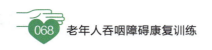 图4.2.5　舌抗阻运动
观察整理	1. 随时观察老人反应及其感受，发现异常立即停止。 2. 健康宣教：教给老人舌运动体操，并根据老人当前情况制定家庭训练方案。 3. 整理用品，洗手。	

评价反馈

表4.2.4可作为自评表，也可作为互评表。

表4.2.4　评价表

班级：		评价者姓名：	被评价者姓名：		
学习任务			任务名称：口腔运动训练技术——舌运动体操		
评价项目		评 价 标 准		分值	得分
素质 30	纪律情况	1. 无无故缺勤、迟到、早退现象。		3	
		2. 准备好学习用品并清点齐全。		3	
		3. 穿着实训服，严格遵守实训室要求。		3	
	职业素质	1. 自己的工位桌面、地面整洁无杂物。		3	
		2. 与小组成员、同学之间能合作，协调能力强。		5	
		3. 能做到尊老助老护老、细心爱心耐心关心。		5	
	自主学习	1. 按时完成工作页，书写整齐，内容完整准确。		4	
		2. 多次交流讨论，见解新颖有创意。		4	
技能 50	工作准备	1. 治疗师洗净双手，着装整洁；老人取端坐位。		2	
		2. 物品准备齐全。		3	
	具体实施	1. 学会口腔运动训练技术——舌运动体操的被动训练具体方法。		10	
		2. 学会口腔运动训练技术——舌运动体操的助力训练具体方法。		10	
		3. 学会口腔运动训练技术——舌运动体操的主动训练具体方法。		10	
		4. 学会口腔运动训练技术——舌运动体操的抗阻训练具体方法。		10	

（续表）

评价项目		评 价 标 准	分值	得分
知识 20	健康宣教	1. 进食安全的宣教。	2	
		2. 家庭训练方法的宣教。	3	
	知识掌握	1. 能判断口腔运动训练技术——舌运动体操的适用对象。	10	
		2. 能流利阐述口腔运动训练技术——舌运动体操的注意事项。	10	
合　计			100	

（续表）

工作任务 3　口腔运动训练技术——唇运动体操

任务情境

【功能水平】袁爷爷，72 岁，能正常对话交流，饮水呛咳，有流涎现象；咧嘴、噘嘴欠充分，鼓腮有漏气现象；舌向左、右、上、下运动欠充分，舌轮替运动可，软腭上抬可，咽反射（−），主动咳嗽力量可。

【活动水平】生活能自理。

【参与水平】住在养老机构，每天与养老机构的老年人打桥牌。

【个人与环境】有医疗保险，有退休工资，养老机构公寓双人套间。

请为袁爷爷进行口腔运动训练——唇运动体操。

任务目标

1. 能明确唇运动体操的适用对象，明白唇运动体操的操作流程。
2. 学会口腔运动训练技术——唇运动体操的具体操作，能根据老年人的唇部具体情况实施唇运动体操。
3. 具有安全意识，避免训练过程中损伤老年人的唇部皮肤；养成细心观察老年人反应的职业习惯，实施唇运动体操时能询问老年人的感受，避免疲劳。

任务书

表 4.3.1　任务及时间分配表

任　　务	时　间　分　配	实际完成时间
1. 分组：小组成员	3 分钟	
2. 填表：任务分配表	2 分钟	
3. 研读：知识梳理	5 分钟	
4. 讨论：3 个引导问题	5 分钟	
5. 演练：唇运动体操	5 分钟	
6. 评价	5 分钟	

任务分配

表 4.3.2　问题讨论分配表

小　组　成　员	讨论任务分工
	思考并回答引导问题 第____题

(续表)

小 组 成 员	讨论任务分工
	思考并回答引导问题 第____题
	思考并回答引导问题 第____题

问题驱动

● 问题 1：唇运动体操的适用对象是谁？

● 问题 2：唇在吞咽过程中的主要作用是什么？

● 问题 3：如果袁爷爷嘴唇有脱皮现象，你要做哪些健康宣教？

知识梳理

一、口腔运动训练技术——唇运动体操的适用对象

主要针对唇部协调性、力量差的吞咽障碍患者。

二、口腔运动训练技术——唇运动体操的注意事项

（1）评估老年人能否进行主动运动，不能进行主动运动者可进行唇部被动运动；唇部肌肉有收缩，但主动运动差者，可进行辅助运动；唇部能主动运动，但不能进行抗阻运动者，进行唇部主动运动；可进行唇部抗阻训练者，即进行唇部抗阻训练。

（2）密切观察老年人的耐受力，对耐受力差的老年人要及时调整训练强度与频率。

（3）仔细观察老年人唇部皮肤情况，若有脱皮现象，要及时补水，防止老年人出现脱水现象。

任务实施

本任务为口腔运动训练技术——唇运动体操，具体实施流程如表 4.3.3 所示。

表 4.3.3　口腔运动训练技术——唇运动体操任务实施流程

流程	任　务	情　境
工作准备	1. 环境准备：整洁、宽敞、明亮，温度、湿度适宜。 2. 治疗师准备：洗净双手，着装整洁。 3. 老人准备：理解和配合，取端坐位。 4. 物品准备：靠背椅、压舌板、硬币。	图 4.3.1　唇运动训练物品
沟通评估	1. 沟通。携带用物，向老人解释口腔运动训练技术——唇运动体操的目的、操作步骤，讲解需要老人注意和（或）配合的内容，询问老人对操作过程是否存在疑问等。 2. 评估。对老人进行综合评估（可通过老人和家属了解）： （1）全身情况（精神状态、二便、睡眠等）。 （2）局部情况（体位、唇部皮肤等）。 （3）特殊情况（是否有脱水现象）。	视频 4.3.1 唇运动沟通讲解
实施过程	1. 被动运动：治疗师用双手帮老人做被动嘟唇、展唇动作，同时给予口令。见视频 4.3.2。 视频 4.3.2　唇被动运动 2. 辅助运动：治疗师用双手协助老人做嘟唇、展唇动作，同时给予口令。	图 4.3.2　唇被动运动（嘟唇） 图 4.3.3　唇被动运动（展唇）

（续表）

流程	任 务	情 境
	3. 主动运动：①嘱老人做嘟唇、展唇动作，每个动作尽量持续5~10秒；②单个运动达到一定幅度过渡到协调训练，即唇部嘟唇、展唇的轮替运动。见视频4.3.3。 视频4.3.3 唇主动运动	图4.3.4 唇主动运动（嘟唇） 图4.3.5 唇主动运动（展唇）
	4. 抗阻运动。①嘟唇抗阻：嘟唇与压舌板抗阻，维持5~10秒，重复做3~5次（见视频4.3.4）；②展唇抗阻：做展唇动作，与扶着嘴角的手做抗阻，维持5~10秒，重复做3~5次（见视频4.3.5）。③抿压舌板：在压舌板上放硬币（重量为老人可接受），嘱老人抿住，维持5~10秒，重复做3~5次（见视频4.3.6）。 视频4.3.4 嘟唇抗阻　视频4.3.5 展唇抗阻　视频4.3.6 抿压舌板	图4.3.6 唇抗阻运动（抿压舌板）
观察整理	1. 随时观察老人反应及其感受，发现异常立即停止。 2. 健康宣教：教给老人唇运动体操，并根据老人当前情况制定家庭训练方案。 3. 整理用品，洗手。	

评价反馈

表4.3.4可作为自评表,也可作为互评表。

表4.3.4 评价表

班级:		评价者姓名:	被评价者姓名:	
学习任务		任务名称:口腔运动训练技术——唇运动体操		
评价项目		评 价 标 准	分值	得分
素质 30	纪律情况	1. 无无故缺勤、迟到、早退现象。	3	
		2. 准备好学习用品并清点齐全。	3	
		3. 穿着实训服,严格遵守实训室要求。	3	
	职业素质	1. 自己的工位桌面、地面整洁无杂物。	3	
		2. 与小组成员、同学之间能合作,协调能力强。	5	
		3. 能做到尊老助老护老、细心爱心耐心关心。	5	
	自主学习	1. 按时完成工作页,书写整齐,内容完整准确。	4	
		2. 多次交流讨论,见解新颖有创意。	4	
技能 50	工作准备	1. 治疗师洗净双手,着装整洁;老人取端坐位。	2	
		2. 物品准备齐全。	3	
	具体实施	1. 学会口腔运动训练技术——唇运动体操的被动运动具体方法。	10	
		2. 学会口腔运动训练技术——唇运动体操的辅助运动具体方法。	10	
		3. 学会口腔运动训练技术——唇运动体操的主动运动具体方法。	10	
		4. 学会口腔运动训练技术——唇运动体操的抗阻运动具体方法。	10	
	健康宣教	1. 进食安全的宣教。	2	
		2. 家庭训练方法的宣教。	3	
知识 20	知识掌握	1. 能判断口腔运动训练技术——唇运动体操的适用对象。	10	
		2. 能流利阐述口腔运动训练技术——唇运动体操的注意事项。	10	
		合　计	100	

工作任务 4 口腔运动训练技术——下颌运动体操

任务情境

【功能水平】贺爷爷,82岁,能正常对话交流,饮水呛咳,有流涎现象,吞咽费力;咧嘴、噘嘴欠充分,鼓腮可,舌向左、右、上、下运动欠充分,舌轮替运动可,软腭上抬可,咽反射(一),主动咳嗽力量可,咀嚼力量差。

【活动水平】生活部分自理。

【参与水平】需在旁人搀扶下行走,每天帮老伴备菜、择菜。

【个人与环境】有医疗保险,有退休工资,家住平房一楼,已进行家居改造,方便照护贺爷爷。

请为贺爷爷进行口腔运动训练——下颌运动体操。

任务目标

1. 能明确下颌运动体操的适用对象,明白下颌运动体操的操作流程。

2. 学会口腔运动训练技术——下颌运动体操的具体操作,能根据老年人的下颌具体情况实施下颌运动体操。

3. 具有安全意识,避免训练过程中拉伤老年人的下颌部肌肉;养成细心观察老年人反应的职业习惯,实施下颌运动体操时避免咬伤舌部。

任务书

表 4.4.1 任务及时间分配表

任　　务	时 间 分 配	实际完成时间
1. 分组:小组成员	3分钟	
2. 填表:任务分配表	2分钟	
3. 研读:知识梳理	5分钟	
4. 讨论:3个引导问题	5分钟	
5. 演练:下颌运动体操	5分钟	
6. 评价	5分钟	

任务分配

表 4.4.2 问题讨论分配表

小 组 成 员	讨论任务分工
	思考并回答引导问题 第____题

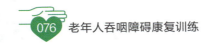

（续表）

小 组 成 员	讨论任务分工
	思考并回答引导问题 第____题
	思考并回答引导问题 第____题

问题驱动

- 问题1：下颌运动体操的适用对象是谁？

- 问题2：下颌在吞咽过程中的主要作用是什么？

- 问题3：如果贺爷爷做训练时有情绪，你该怎么办？

知识梳理

一、口腔运动训练技术——下颌运动体操的适用对象

主要针对下颌部协调性、力量差的吞咽障碍患者。

二、口腔运动训练技术——下颌运动体操的注意事项

（1）评估老年人能否进行主动运动，不能进行主动运动者可进行下颌部被动运动；下颌部肌肉有收缩，但主动运动差者，可进行辅助运动；下颌部能主动运动，但不能进行抗阻运动者，进行下颌部主动运动；可进行下颌部抗阻训练者，即进行下颌部抗阻训练。

（2）密切观察老年人的耐受力，对耐受力差的老年人要及时调整训练强度与频率。

（3）仔细观察老年人下颌运动情况，避免进行下颌运动时咬伤舌部。

任务实施

本任务为口腔运动训练技术——下颌运动体操，具体实施流程如表4.4.3所示。

表 4.4.3　口腔运动训练技术——下颌运动体操任务实施流程

流程	任务	情境
工作准备	1. 环境准备：整洁、宽敞、明亮、温度、湿度适宜。 2. 治疗师准备：洗净双手，着装整洁。 3. 老人准备：理解和配合，取端坐位。 4. 物品准备：靠背椅、压舌板、硬币。	
沟通评估	1. 沟通。携带用物，向老人解释口腔运动训练技术——下颌运动体操的目的、操作步骤，讲解需要老人注意和(或)配合的内容，询问老人对操作过程是否存在疑问等。见视频 4.4.1。	视频 4.4.1 下颌运动沟通讲解
	2. 评估。对老人进行综合评估(可通过老人和家属了解)： (1) 全身情况(精神状态、二便、睡眠等)。 (2) 局部情况(体位、下颌部皮肤等)。 (3) 特殊情况(下颌是否有脱位现象)。	
实施过程	1. 被动运动：使下颌被动向前、左、右运动，动作缓慢，避免肌肉拉伤。见视频 4.4.2。	视频 4.4.2 下颌被动运动 图 4.4.1　下颌被动运动(向左)
	2. 辅助运动：使下颌在协助下做向前、左、右运动，动作缓慢轻柔。见视频 4.4.3。	视频 4.4.3 下颌辅助运动
	3. 主动运动：①下颌自主向前、左、右的单个运动，每个动作尽量持续 5～10 秒；②单个运动达到一定幅度过渡到协调训练，即下颌向前、左、右的轮替运动。见视频 4.4.4。	视频 4.4.4 下颌主动运动 图 4.4.2　下颌主动运动(向左)
	4. 抗阻运动：下颌做向前、左、右动作，治疗师手给予与动作相反的力，维持 5～10 秒，重复做 3～5 次。见视频 4.4.5。	视频 4.4.5 下颌抗阻运动 图 4.4.3　下颌抗阻运动

（续表）

流程	任 务	情 境
观察整理	1. 随时观察老人反应及其感受，发现异常立即停止。 2. 健康宣教：教给老人下颌运动体操，并根据老人当前情况制定家庭训练方案。 3. 整理用品，洗手。	

评价反馈

表4.4.4可作为自评表，也可作为互评表。

表4.4.4 评价表

班级：		评价者姓名：	被评价者姓名：	
学习任务		任务名称：口腔运动训练技术——下颌运动体操		
评价项目		评 价 标 准	分值	得分
素质 30	纪律情况	1. 无无故缺勤、迟到、早退现象。	3	
		2. 准备好学习用品并清点齐全。	3	
		3. 穿着实训服，严格遵守实训室要求。	3	
	职业素质	1. 自己的工位桌面、地面整洁无杂物。	3	
		2. 与小组成员、同学之间能合作，协调能力强。	5	
		3. 能做到尊老助老护老、细心爱心耐心关心。	5	
	自主学习	1. 按时完成工作页，书写整齐，内容完整准确。	4	
		2. 多次交流讨论，见解新颖有创意。	4	
技能 50	工作准备	1. 治疗师洗净双手，着装整洁；老人取端坐位。	2	
		2. 物品准备齐全。	3	
	具体实施	1. 学会口腔运动训练技术——下颌运动体操的被动运动具体方法。	10	
		2. 学会口腔运动训练技术——下颌运动体操的辅助运动具体方法。	10	
		3. 学会口腔运动训练技术——下颌运动体操的主动运动具体方法。	10	
		4. 学会口腔运动训练技术——下颌运动体操的抗阻运动具体方法。	10	
	健康宣教	1. 进食安全的宣教。	2	
		2. 家庭训练方法的宣教。	3	
知识 20	知识掌握	1. 能判断口腔运动训练技术——下颌运动体操的适用对象。	10	
		2. 能流利阐述口腔运动训练技术——下颌运动体操的注意事项。	10	
合　　计			100	

工作任务 5　口腔运动训练技术——咽部训练

任务情境

【功能水平】陈奶奶,60岁,能正常对话交流,吞咽费力,咽喉部总有异物感;咧嘴、噘嘴可,鼓腮可,舌向左、右、上、下运动欠充分,舌轮替运动可,软腭上抬可,咽反射(一),主动咳嗽力量可。

【活动水平】生活部分自理。

【参与水平】可使用助行器行走,每天在小区内散步、和邻居聊天。

【个人与环境】有医疗保险,有退休工资,家住电梯房,已进行家居改造,方便行走。

请为陈奶奶进行口腔运动训练——咽部训练,即 Masako 及 Shaker 锻炼。

任务目标

1. 能明确 Masako 及 Shaker 锻炼的适用对象,明白 Masako 及 Shaker 锻炼的操作流程。
2. 明白 Masako 及 Shaker 锻炼的主要作用,学会 Masako 及 Shaker 锻炼的具体操作。
3. 具有安全意识,训练之前要检查老年人舌部表面是否有损伤,颈部是否有不适现象;养成细心观察老年人反应的职业习惯,避免训练过程出现屏气现象。

任务书

表 4.5.1　任务及时间分配表

任　　务	时 间 分 配	实际完成时间
1. 分组:小组成员	3 分钟	
2. 填表:任务分配表	2 分钟	
3. 研读:知识梳理	5 分钟	
4. 讨论:3 个引导问题	5 分钟	
5. 演练:咽部训练	5 分钟	
6. 评价	5 分钟	

任务分配

表 4.5.2　问题讨论分配表

小　组　成　员	讨论任务分工
	思考并回答引导问题 第____题
	思考并回答引导问题 第____题
	思考并回答引导问题 第____题

问题驱动

- **问题1**：Masako 及 Shaker 锻炼的适用对象是谁？

- **问题2**：Masako 及 Shaker 锻炼的目的是什么？

- **问题3**：如果陈奶奶做训练时出现烦躁情绪，你该怎么办？

知识梳理

一、Masako 及 Shaker 锻炼的适用对象

Masako 锻炼主要针对咽腔压力不足和舌根力量差的老年人。Shaker 锻炼主要针对食管上括约肌开放不全和开放时间短的老年人。

二、Masako 及 Shaker 锻炼的目的

Masako 锻炼：通过对舌的制动，使咽后壁向前运动与舌根部相贴近，旨在增加咽的压力，加快推进食团。同时可增加舌根的力量，延长舌根与咽后壁的接触时间，促进咽后壁肌群代偿性向前运动。Shaker 锻炼：旨在增加食管上括约肌开放的力量，同时增加下咽腔压力，以让食物更顺畅地进入食管。作用机制是利用颏舌肌、甲状舌骨肌、二腹肌使喉复合体上下运动，牵拉食管上括约肌，使之开放。

任务实施

本任务为口腔运动训练技术——咽部训练，即 Masako 及 Shaker 锻炼，具体实施流程如表 4.5.3 所示。

表 4.5.3　口腔运动训练技术——咽部训练任务实施流程

流程	任　　务	情　　境
工作准备	1. 环境准备：整洁、宽敞、明亮，温度、湿度适宜。 2. 治疗师准备：洗净双手，着装整洁。 3. 老人准备：理解和配合，取端坐位。 4. 物品准备：靠背椅、床、纱布。	
沟通评估	1. 沟通。携带用物，向老人解释口腔运动训练技术——Masako 及 Shaker 锻炼的目的、操作步骤，讲解需要老人注意和（或）配合的内容，询问老人对操作过程是否存在疑问等。见视频 4.5.1。	视频 4.5.1 咽部训练 沟通讲解
	2. 评估。对老人进行综合评估（可通过老人和家属了解）： （1）全身情况（精神状态、二便、睡眠等）。 （2）局部情况（体位、舌部表面等）。 （3）特殊情况（是否有颈椎病）。	
实施过程	Masako 锻炼：舌向前伸，让老人轻咬舌部或用纱布包裹舌部固定住，嘱老人做吞咽动作。见视频 4.5.2。	视频 4.5.2 Masako 锻炼 图 4.5.1　Masako 锻炼
	Shaker 锻炼：去枕仰卧于床上，抬头看自己的脚趾，同时肩膀不能离开床面，保持 1 分钟，休息 1 分钟，做 3 个循环。或连续抬头 30 次，不需要保持。见视频 4.5.3。	视频 4.5.3 Shaker 锻炼
观察整理	1. 随时观察老人反应及其感受，发现异常立即停止。 2. 健康宣教：教给老人 Masako 及 Shaker 锻炼操作方法，并根据老人当前情况制定家庭训练方案。 3. 整理用品，洗手。	

评价反馈

表 4.5.4 可作为自评表，也可作为互评表。

表 4.5.4　评价表

班级：		评价者姓名：	被评价者姓名：	
学习任务		任务名称：口腔运动训练技术——Masako 及 Shaker 锻炼		
评价项目		评价标准	分值	得分
素质 30	纪律情况	1. 无无故缺勤、迟到、早退现象。	3	
		2. 准备好学习用品并清点齐全。	3	
		3. 穿着实训服，严格遵守实训室要求。	3	
	职业素质	1. 自己的工位桌面、地面整洁无杂物。	3	
		2. 与小组成员、同学之间能合作，协调能力强。	5	
		3. 能做到尊老助老护老、细心爱心耐心关心。	5	
	自主学习	1. 按时完成工作页，书写整齐，内容完整准确。	4	
		2. 多次交流讨论，见解新颖有创意。	4	
技能 50	工作准备	1. 治疗师洗净双手，着装整洁；老人取端坐位。	2	
		2. 物品准备齐全。	3	
	具体实施	1. 学会 Masako 锻炼的具体方法。	20	
		2. 学会 Shaker 锻炼的具体方法。	20	
	健康宣教	1. 进食安全的宣教。	2	
		2. 家庭训练方法的宣教。	3	
知识 20	知识掌握	1. 能判断口腔运动训练技术——Masako 及 Shaker 锻炼的适用对象。	10	
		2. 能流利阐述口腔运动训练技术——Masako 及 Shaker 锻炼的目的。	10	
合　计			100	

工作领域四 老年人吞咽障碍间接训练

工作任务6　气道保护手法

任务情境

【功能水平】任爷爷,78岁,能正常对话交流,饮水呛咳,吞咽费力;咧嘴、噘嘴、鼓腮欠充分,舌向左、右、上、下运动欠充分,舌轮替运动差,软腭上抬可,咽反射(－),主动咳嗽力量欠佳。

【活动水平】生活不能完全自理。

【参与水平】住在家中,生病之前养猫。

【个人与环境】有医疗保险,有退休工资,家住楼梯房,上下楼梯不方便。

请为任爷爷进行气道保护手法训练。

任务目标

1. 能判断气道保护手法训练的适用对象,明白气道保护手法训练的目的。
2. 学会气道保护手法的具体操作,能根据老年人的身体状况合理实施气道保护手法训练。
3. 具有安全意识,避免因屏气带来的心血管问题;养成细心观察老年人反应的职业习惯,实施气道保护手法训练时耐心询问老年人的感受。

任务书

表 4.6.1　任务及时间分配表

任　　务	时 间 分 配	实际完成时间
1. 分组:小组成员	3分钟	
2. 填表:任务分配表	2分钟	
3. 研读:知识梳理	5分钟	
4. 讨论:3个引导问题	5分钟	
5. 演练:气道保护手法操作	5分钟	
6. 评价	5分钟	

任务分配

表 4.6.2　问题讨论分配表

小　组　成　员	讨论任务分工
	思考并回答引导问题 第＿＿＿题
	思考并回答引导问题 第＿＿＿题
	思考并回答引导问题 第＿＿＿题

问题驱动

- 问题 1：气道保护手法的适用对象是谁？

- 问题 2：气道保护手法的主要作用是什么？

- 问题 3：如果任爷爷不愿意做训练，你怎么办？

知识梳理

一、气道保护手法的适用对象

主要针对口、咽、舌喉复合体等结构的运动范围减少并有误吸风险的老年人。

二、气道保护手法的主要作用

帮助改善吞咽相关肌群的协调性，避免发生误吸的方法。Mendelsohn 吞咽法主要是增加吞咽时长；声门上吞咽法和超声门上吞咽法主要是为了保护气管；用力吞咽法主要是增加吞咽通道压力。

三、气道保护手法的注意事项

此手法只能短时间使用，待老年人吞咽功能协调性恢复后，停止此手法训练。

任务实施

本任务为气道保护手法训练，具体实施流程如表 4.6.3 所示。

表 4.6.3　气道保护手法任务实施流程

流程	任 务	情　境
工作准备	1. 环境准备:整洁、宽敞、明亮,温度、湿度适宜。 2. 治疗师准备:洗净双手,着装整洁。 3. 老人准备:理解和配合,取端坐位。 4. 物品准备:靠背椅、床。	
沟通评估	1. 沟通。携带用物,向老人解释气道保护手法训练的目的、评估关键步骤,讲解需要老人注意和(或)配合的内容,询问老人对操作过程是否存在疑问等。见视频4.6.1。 视频 4.6.1 气道保护手法 沟通讲解	
	2. 评估。对老人进行综合评估(可通过老人和家属了解): (1) 全身情况(精神状态、二便、睡眠等)。 (2) 局部情况(体位、饮食的食物性状等)。 (3) 特殊情况(体重是否减轻、咳嗽反射)。	
实施过程 (Mendelsohn 吞咽法)	1. 被动治疗:对于不能进行喉上抬的老人,治疗师用拇指与食指扶住喉部,并往上推,让老人慢慢有意识地将喉部保持上抬位置。见视频4.6.2。 视频 4.6.2 Mendelsohn 吞咽法(被动)	图 4.6.1　Mendelsohn 吞咽法(被动)
	2. 主动治疗:对于能进行喉上抬的老人,让老人自己扶住喉部,感受喉上抬,并保持数秒钟。见视频4.6.3。 视频 4.6.3 Mendelsohn 吞咽法(主动)	图 4.6.2　Mendelsohn 吞咽法(主动)
实施过程 (声门上 吞咽法)	①吸气后屏气;②将适量的食物放入口腔中;③保持屏气,并做吞咽动作;④吞咽后立即咳嗽;⑤再次做吞咽动作。冠心病患者禁用此法。见视频4.6.4。 视频 4.6.4 声门上吞咽法	
实施过程 (超声门 上吞咽法)	①吸气后屏气;②将适量的食物放入口腔中;③用力将气往下压,并屏气,用力做吞咽动作;④吞咽后立即咳嗽。见视频4.6.5。 视频 4.6.5 超声门上吞咽法	

(续表)

流程	任 务	情 境
观察整理	1. 随时观察老人反应及其感受,发现异常立即停止。 2. 健康宣教:给老人开展进食安全、饮食营养等健康宣教。 3. 整理用品,洗手。	

评价反馈

表4.6.4可作为自评表,也可作为互评表。

表 4.6.4 评价表

班级:		评价者姓名:	被评价者姓名:	
学习任务		任务名称:气道保护手法		
评价项目		评 价 标 准	分值	得分
素质 30	纪律情况	1. 无无故缺勤、迟到、早退现象。	3	
		2. 准备好学习用品并清点齐全。	3	
		3. 穿着实训服,严格遵守实训室要求。	3	
	职业素质	1. 自己的工位桌面、地面整洁无杂物。	3	
		2. 与小组成员、同学之间能合作,协调能力强。	5	
		3. 能做到尊老助老护老、细心爱心耐心关心。	5	
	自主学习	1. 按时完成工作页,书写整齐,内容完整准确。	4	
		2. 多次交流讨论,见解新颖有创意。	4	
技能 50	工作准备	1. 治疗师洗净双手,着装整洁;老人取端坐位。	2	
		2. 物品准备齐全。	3	
	评估实施	1. 学会Mendelsohn的具体操作。	10	
		2. 学会声门上吞咽法的具体操作。	15	
		3. 学会超声门上吞咽法的具体操作。	15	
	健康宣教	1. 进食安全的宣教。	2	
		2. 饮食营养的宣教。	3	
知识 20	知识掌握	1. 能判断气道保护手法的适用对象。	10	
		2. 能流利阐述气道保护手法的作用。	10	
		合　　计	100	

工作任务 7　神经肌肉电刺激疗法

任务情境

【功能水平】马奶奶，73岁，能正常对话交流，吞咽费力；咧嘴、噘嘴、鼓腮可，舌向左、右、上、下运动欠充分，舌轮替运动差，软腭上抬可，咽反射（-），主动咳嗽力量可。

【活动水平】生活能自理。

【参与水平】住在养老机构，每日参加老年大学组织的吹葫芦丝活动。

【个人与环境】有医疗保险，有退休工资，养老机构公寓双人套间。

请为马奶奶进行神经肌肉电刺激疗法。

任务目标

1. 能判断神经肌肉电刺激疗法的适用对象。
2. 学会神经肌肉电刺激疗法的操作。
3. 具有安全意识，规范操作神经肌肉电刺激疗法，避免电流过大引起皮肤灼伤；养成细心观察老年人反应的职业习惯，根据老年人的适应度慢慢调节电流强度。

任务书

表 4.7.1　任务及时间分配表

任　　务	时 间 分 配	实际完成时间
1. 分组：小组成员	3 分钟	
2. 填表：任务分配表	2 分钟	
3. 研读：知识梳理	5 分钟	
4. 讨论：3 个引导问题	5 分钟	
5. 演练：神经肌肉电刺激疗法操作	5 分钟	
6. 评价	5 分钟	

任务分配

表 4.7.2　问题讨论分配表

小 组 成 员	讨论任务分工
	思考并回答引导问题 第____题
	思考并回答引导问题 第____题
	思考并回答引导问题 第____题

问题驱动

- 问题 1：神经肌肉电刺激疗法的适用对象是谁？

- 问题 2：神经肌肉电刺激疗法的目的是什么？

- 问题 3：如果马奶奶总感觉不到电流强度，你怎么办？

知识梳理

一、神经肌肉电刺激疗法的适用对象

主要针对吞咽启动慢、咽部肌肉力量差的老年人。

二、神经肌肉电刺激疗法的主要作用和注意事项

加快吞咽启动，增加咽部肌肉力量。仪器为 VitaStim 吞咽机。对于有心脏起搏器和有其他电极植入的老年人禁用。

任务实施

本任务为神经肌肉电刺激疗法，具体实施流程如表 4.7.3 所示。

表 4.7.3 神经肌肉电刺激疗法实施流程

流程	任务	情境
工作准备	1. 环境准备：整洁、宽敞、明亮，温度、湿度适宜。 2. 治疗师准备：洗净双手，着装整洁。 3. 老人准备：理解和配合，取端坐位。 4. 物品准备：靠背椅、神经肌肉电刺激仪。	图 4.7.1 物品

(续表)

流程	任务	情境
沟通评估	1. 沟通。携带用物,向老人解释神经肌肉电刺激疗法的目的、评估关键步骤,讲解需要老人注意和(或)配合的内容,询问老人对操作过程是否存在疑问等。见视频 4.7.1。	视频 4.7.1 神经肌肉电刺激疗法沟通讲解
	2. 评估。对老人进行综合评估(可通过老人和家属了解): (1) 全身情况(精神状态、二便、睡眠等)。 (2) 局部情况(体位、颈部前后皮肤情况)。 (3) 特殊情况(是否装有心脏起搏器)。	
实施过程	接通电源,打开仪器,咽喉部皮肤用酒精棉签消毒。 电极放置位置:副电极放置于舌骨处,正电极放置于第 7 颈椎,从小到大调节电流强度。见视频 4.7.2。	视频 4.7.2 操作流程 图 4.7.2 电极放置方法
观察整理	1. 随时观察老人反应及其感受,发现异常立即停止。 2. 健康宣教:给老人开展进食安全、饮食营养等健康宣教。 3. 整理用品,洗手。	

评价反馈

表 4.7.4 可作为自评表,也可作为互评表。

表 4.7.4 评价表

班级:		评价者姓名:	被评价者姓名:	
学习任务		任务名称:神经肌肉电刺激疗法		
评价项目		评 价 标 准	分值	得分
素质 30	纪律情况	1. 无无故缺勤、迟到、早退现象。	3	
		2. 准备好学习用品并清点齐全。	3	
		3. 穿着实训服,严格遵守实训室要求。	3	
	职业素质	1. 自己的工位桌面、地面整洁无杂物。	3	
		2. 与小组成员、同学之间能合作,协调能力强。	5	
		3. 能做到尊老助老护老、细心爱心耐心关心。	5	
	自主学习	1. 按时完成工作页,书写整齐,内容完整准确。	4	
		2. 多次交流讨论,见解新颖有创意。	4	

（续表）

评价项目		评价标准	分值	得分
技能 50	工作准备	1. 治疗师洗净双手,着装整洁;老人取端坐位。	2	
		2. 物品准备齐全。	3	
	具体实施	1. 学会 VitaStim 吞咽机电极放置方法一的具体操作方法。	10	
		2. 学会 VitaStim 吞咽机电极放置方法二的具体操作方法。	15	
		3. 学会 VitaStim 吞咽机电极放置方法三的具体操作方法。	15	
	健康宣教	1. 进食安全的宣教。	2	
		2. 饮食营养的宣教。	3	
知识 20	知识掌握	1. 能判断神经肌肉电刺激疗法的适用对象。	10	
		2. 能流利阐述神经肌肉电刺激疗法的目的和注意事项。	10	
合　计			100	

（续表）

工作任务 8　呼吸训练技术

任务情境

【功能水平】贺奶奶,69 岁,意识清晰,吞咽困难,言语清晰度欠佳;张口、伸舌、左右偏舌、咧嘴、噘嘴、咂唇、鼓腮均差。软腭上抬幅度可,能自主清嗓,但咳嗽能力差。洼田饮水试验分 2 次以上喝完,无呛咳。

【活动水平】生活能自理。

【参与水平】和儿子儿媳同住,不喜接触陌生人。

【个人与环境】有医疗保险,有退休工资和存款,住电梯房且有无障碍设施。

请为贺奶奶进行呼吸训练指导,一日 2 次。

任务目标

1. 能判断呼吸训练的适用对象,能归纳呼吸训练技术的基本方法。
2. 学会呼吸训练技术的基本操作指令及操作方法,具备帮助老年患者建立正常的呼吸模式、改善呼吸支持不足的理论基础。
3. 及时觉察老年患者咳嗽困难和误吸的风险性;善于体察老年人的情绪变化,从而达到提升老年人配合度的目的;进行呼吸训练时有基本的自我保护意识。

任务书

表 4.8.1　任务及时间分配表

任　　务	时 间 分 配	实际完成时间
1. 分组:小组成员	3 分钟	
2. 填表:任务分配表	2 分钟	
3. 研读:知识梳理	5 分钟	
4. 讨论:3 个引导问题	5 分钟	
5. 演练:腹式呼吸、缩唇呼吸、咳嗽训练技术的操作	5 分钟	
6. 评价	5 分钟	

任务分配

表 4.8.2　问题讨论分配表

小 组 成 员	讨论任务分工
	思考并回答引导问题 第____题
	思考并回答引导问题 第____题
	思考并回答引导问题 第____题

问题驱动

◉ 问题1：呼吸训练技术的基本方法包括哪些？

◉ 问题2：有吞咽困难及隐性误吸的老年人是否需要做呼吸训练？为什么？

◉ 问题3：如果贺奶奶在训练时因不能完成你下达的指令，从而产生抵触情绪，你怎么办？

知识梳理

一、呼吸训练技术的适用对象

主要针对呼吸功能差、有异常呼吸模式的患者。

二、呼吸训练技术的基本方法及内容

在进食吞咽时，呼吸会暂停。对于呼吸功能差的吞咽障碍患者来说，更易发生误吸等风险。呼吸训练不仅能提高患者的呼吸能力，更能让患者用咳嗽来随意清除咽喉部的残留物。

1. 腹式呼吸

患者可取仰卧位或坐位，治疗师将手放在患者的上腹部，嘱患者用鼻吸气，让其腹部凸出。用嘴呼气时，治疗师将手下压患者的上腹部，让其腹部凹下去。让患者仔细体会呼吸时腹部的起伏。进而可转化成咳嗽训练，强化咳嗽的力量，以清除咽部的残留物。腹式呼吸是让横膈膜上下移动，吸气时，横膈膜会下降，把脏器挤到下方，因此腹部会凸出。呼气时，横膈膜会比平常上移，因而可以进行深度呼吸，吐出滞留在肺底部的二氧化碳。

2. 缩唇呼吸

是指吸气时用鼻子、呼气时嘴呈圆唇样慢慢呼气的方法。此方法亦适合重度慢性阻塞性肺疾病患者。它可通过增加气道阻力来避免外周小气道提前塌陷闭合，有利于肺泡内气体的排出，可增加换气量，使二氧化碳排出量增多。

3. 咳嗽训练

指导患者行深吸气—憋气—咳出的动作训练，目的是使气管建立排出异物的防御反射，防止进食或

饮水时误吸。

任务实施

本任务为呼吸训练的操作,具体实施流程如表 4.8.3 所示。

表 4.8.3 呼吸训练实施流程

流程	任 务	情 境
工作准备	1. 环境准备:整洁、宽敞、明亮,温度、湿度适宜。 2. 治疗师准备:洗净双手,着装整洁。 3. 老人准备:理解和配合,取端坐位或仰卧位。 4. 物品准备:靠背椅、床。	图 4.8.1 呼吸训练物品
沟通评估	1. 沟通。携带用物,告知呼吸训练的目的和配合的方法,讲解需要老人注意和(或)配合的内容,询问老人对操作过程是否存在疑问等。见视频 4.8.1。	视频 4.8.1 呼吸训练沟通讲解
沟通评估	2. 评估。对老人进行综合评估(可通过老人和家属了解): (1) 全身情况(精神状态、咳嗽咳痰、二便、睡眠等)。 (2) 局部情况(取正确且舒适的体位、坐位平衡情况等)。 (3) 特殊情况(是否有呼吸异常、乏力、发绀等)。	
实施过程	1. 腹式呼吸:①让老人仰卧于床或端坐位于靠背椅;②嘱老人把手掌放在腹部,感受呼吸时腹部的起伏;③吸气时,腹部凸起来,呼吸时,腹部凹下去,反复如此。见视频 4.8.2。	视频 4.8.2 腹式呼吸 图 4.8.2 端坐位 (手放腹部)
实施过程	2. 缩唇呼吸:①让老人端坐位于靠背椅;②嘱老人用鼻子吸气,再缩唇呼气,反复如此。见视频 4.8.3。	视频 4.8.3 缩唇呼吸 图 4.8.3 缩唇呼吸

（续表）

流程	任 务	情 境
实施过程	3. 咳嗽训练：①让老人取端坐位于靠背椅；②让老人先吸气，再屏气弯腰用力咳嗽。见视频4.8.4。	视频4.8.4 咳嗽训练
观察整理	1. 随时观察老人反应及其感受，发现异常立即停止。 2. 协助老人取舒适体位。 3. 做健康宣教：注意口腔卫生，防止误咽。 4. 整理用品，洗手。	

评价反馈

表4.8.4可作为自评表，也可作为互评表。

表4.8.4 评价表

班级：　　　　评价者姓名：　　　　被评价者姓名：

学习任务		任务名称：呼吸训练技术		
评价项目		评价标准	分值	得分
素质 30	纪律情况	1. 无无故缺勤、迟到、早退现象。	3	
		2. 准备好学习用品并清点齐全。	3	
		3. 穿着实训服，严格遵守实训室要求。	3	
	职业素质	1. 自己的工位桌面、地面整洁无杂物。	3	
		2. 与小组成员、同学之间能合作，协调能力强。	5	
		3. 能做到尊老助老护老、细心爱心耐心关心。	5	
	自主学习	1. 按时完成工作页，书写整齐，内容完整准确。	4	
		2. 多次交流讨论，见解新颖有创意。	4	
技能 50	工作准备	1. 治疗师洗净双手，着装整洁。	2	
		2. 物品准备齐全。	3	
	评估实施	1. 学会腹式呼吸训练的操作。	10	
		2. 学会缩唇呼吸训练的操作。	10	
		3. 学会咳嗽训练的操作。	10	
		4. 记录老人各项训练的耐受时间，并观察是否有呼吸异常。	10	
	健康宣教	1. 进食安全的宣教。	2	
		2. 口腔清洁的宣教。	3	
知识 20	知识掌握	1. 能判断呼吸训练的适用对象。	10	
		2. 能用口语化的指令指导老人完成呼吸训练。	10	
合　　计			100	

工作领域四 老年人吞咽障碍间接训练

工作任务 9　间歇球囊扩张术

📖 任务情境

【功能水平】颜爷爷,72 岁,吞咽困难,能和人正常对话交流,言语清晰度欠佳;咧嘴、噘嘴、咂唇、鼓腮均可;软腭上抬幅度可,能主动咳嗽,无喉上抬,不能吞食任何液体和食物。

【活动水平】除进食需在他人帮助下进行外,其他均能自理。

【参与水平】和老伴两人住,每天去社区老年活动中心下象棋。

【个人与环境】有医疗保险,有退休工资。

请为颜爷爷行间歇球囊扩张术,一天 2 次。

📓 任务目标

1. 能判断间歇球囊扩张术的适用对象,阐述间歇球囊扩张术的目的。
2. 学会间歇球囊扩张术的操作,能指导并帮助老年人使用间歇球囊扩张术改善吞咽功能。
3. 具有安全意识,细心观察老年人是否有误吸及窒息的表现;耐心询问老年人的感受;进行间歇球囊扩张术时有自我保护意识。

📺 任务书

表 4.9.1　任务及时间分配表

任　　务	时 间 分 配	实际完成时间
1. 分组:小组成员	3 分钟	
2. 填表:任务分配表	2 分钟	
3. 研读:知识梳理	5 分钟	
4. 讨论:3 个引导问题	5 分钟	
5. 演练:间歇球囊扩张术的操作	5 分钟	
6. 评价	5 分钟	

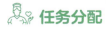

表 4.9.2　问题讨论分配表

小 组 成 员	讨论任务分工
	思考并回答引导问题 第____题
	思考并回答引导问题 第____题
	思考并回答引导问题 第____题

问题驱动

- **问题1**：间歇球囊扩张术的适用对象是谁？

- **问题2**：鼻黏膜薄的过敏性鼻炎患者更适合哪种间歇球囊扩张术？为什么？

- **问题3**：如果颜爷爷在治疗过程中发现咳痰有血丝感到恐慌，拒绝下一次治疗，你怎么办？

知识梳理

一、间歇球囊扩张术的适用对象

球囊扩张术可运用于环咽肌失弛缓、放疗术后单纯瘢痕性狭窄、化学灼伤性狭窄等引起的吞咽障碍治疗。主要针对食管括约肌不完全开放和完全不开放的吞咽障碍患者。间歇球囊扩张术包括经鼻球囊扩张术、经口球囊扩张术。

二、间歇球囊扩张术的目的

旨在帮助改善口腔器官唇、舌、下颌等运动功能。此训练把口腔类比肢体，遵循运动机能发育原理，逐渐建立正常的口部运动模式，采用多种唇舌等活动，改善运动力量、运动协调性。

任务实施

经鼻球囊扩张术实施流程，具体见表4.9.3。

表4.9.3　经鼻球囊扩张术实施流程

流程	任　务	情　境
工作准备	1. 环境准备：整洁、宽敞、明亮，温度、湿度适宜。 2. 治疗师准备：洗净双手，着装整洁，态度亲近，举止端庄。 3. 老人准备：理解和配合，取端坐位。 4. 物品准备：靠背椅、10毫升注射器、纱布、记号笔、一次性12~14号爽滑导尿管、可盛水的器皿、清水、1%丁卡因、棉签。	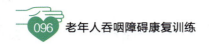 图4.9.1　球囊扩张术物品

(续表)

流程	任务	情境
沟通评估	1. 沟通。携带用物，向老人解释经鼻球囊扩张术的目的、评估关键步骤，讲解需要老人注意和(或)配合的内容，询问老人对操作过程是否存在疑问等。见视频4.9.1。 视频4.9.1 球囊扩张术 沟通讲解 2. 评估。对老人进行综合评估（可通过老人和家属了解）： (1) 全身情况（精神状态、二便、咳嗽咳痰、睡眠等）。 (2) 局部情况（取正确且舒适的体位、平衡功能情况等）。 (3) 特殊情况（老人情绪状态、理解能力及配合度）。	
实施过程	1. 用蘸有1%丁卡因的棉签插入鼻腔，等待10分钟。见视频4.9.2。 视频4.9.2 球囊扩张术	
	2. 注水于导尿管内，检查球囊是否完好。	图4.9.2 球囊检查
	3. 操作者将导管经鼻插入，通过环咽肌。	图4.9.3 球囊插入鼻腔
	4. 嘱老人发"i"音，观察老人的声音是否清晰，将导管的另一端放入水中，观察水中是否冒泡。	图4.9.4 导管放入水中

(续表)

流程	任 务	情 境
实施过程	5. 助手向导管内注入3~6毫升水,同时顶住针栓。	图4.9.5 导管注水
	6. 操作者将导管缓慢往外拉,直到有卡顿感,再用记号笔在鼻孔处划线。	图4.9.6 导管划线标记
	7. 将球囊缓慢往外拉,同时嘱老人做吞咽动作。	
	8. 当操作者感到球囊阻力锐减时,立即嘱助手回抽球囊中的水。重复操作5~8次,注意观察老人的体力和痰液是否有血丝。	
观察整理	1. 随时观察老人反应及其感受,发现异常立即停止。 2. 健康宣教:给老人开展口腔卫生、进食注意事项等健康宣教。 3. 整理用品,洗手。	

评价反馈

表4.9.5可作为自评表,也可作为互评表。

表4.9.5 经鼻球囊扩张操作流程评价表

班级:	评价者姓名:	被评价者姓名:		
学习任务		任务名称:经鼻球囊扩张术		
评价项目		评价标准	分值	得分
素质 30	纪律情况	1. 无无故缺勤、迟到、早退现象。	3	
		2. 准备好学习用品并清点齐全。	3	
		3. 穿着实训服,严格遵守实训室要求。	3	
	职业素质	1. 自己的工位桌面、地面整洁无杂物。	3	
		2. 与小组成员、同学之间能合作,协调能力强。	5	
		3. 能做到尊老助老护老、细心爱心耐心关心。	5	

（续表）

评价项目		评价标准	分值	得分
素质 30	自主学习	1. 按时完成工作页，书写整齐，内容完整准确。	4	
		2. 多次交流讨论，见解新颖有创意。	4	
技能 50	工作准备	1. 治疗师洗净双手，着装整洁；老人取正确的体位。	2	
		2. 物品准备齐全。	3	
	评估实施	1. 学会经鼻球囊扩张术的操作。	30	
		2. 记录老人的耐受时间。	5	
		3. 能及时发现老人焦虑、恐慌等负向情绪并及时安抚。	5	
	健康宣教	1. 口腔卫生清洁的宣教。	2	
		2. 正确的进食注意事项的宣教。	3	
知识 20	知识掌握	1. 能判断经鼻球囊扩张术的适用对象。	10	
		2. 能分辨导管是否顺利通过环咽肌。	10	
合　计			100	

工作领域五

摄食训练

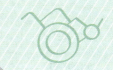

工作任务 1　进食准备及要求

任务情境

【功能水平】刘爷爷,70岁,牙齿脱落较严重,未佩戴假牙。饮水偶有呛咳,能和人正常对话交流,言语清晰度可;张口、咧嘴、噘嘴、呲唇、鼓腮较好,有食物残留在舌面和口腔颊部。吞咽启动可,喉上抬幅度稍差,能主动咳嗽、清嗓。洼田饮水试验2次喝完,但有呛咳。

【活动水平】生活能自理。

【参与水平】住在养老机构,每周参加老年大学组织的手工活动。

【个人与环境】有医疗保险,有退休工资,养老机构公寓单人套间。

请为刘爷爷进行进食准备并讲解要求。

任务目标

1. 掌握进食准备及要求的内容,熟悉直接摄食训练的适用对象,了解进食准备及要求的目的。
2. 学会进食准备及要求的方法,能指导并帮助老年人完成直接摄食训练,改善吞咽功能。
3. 觉察到老年人吞咽困难的风险性;进行完善的进食准备及要求以降低误吸风险。

任务书

表 5.1.1　任务及时间分配表

任　　务	时 间 分 配	实际完成时间
1. 分组:小组成员	3分钟	
2. 填表:任务分配表	2分钟	
3. 研读:知识梳理	5分钟	
4. 讨论:3个引导问题	5分钟	
5. 演练:进食准备及要求操作	5分钟	
6. 评价	5分钟	

任务分配

表 5.1.2　问题讨论分配表

小 组 成 员	讨论任务分工
	思考并回答引导问题 第____题
	思考并回答引导问题 第____题
	思考并回答引导问题 第____题

问题驱动

○ 问题 1：直接摄食训练的适用对象是谁？

○ 问题 2：进食准备对于刘爷爷有意义吗？有什么意义？

○ 问题 3：刘爷爷进食前需要做哪些准备？进食过程中有什么要求？

知识梳理

一、直接摄食训练的适用对象

主要针对生命体征稳定，意识状态清醒，格拉斯哥昏迷量表≥12分，能产生吞咽反射，发生误吸时能自主咳嗽咳出的吞咽障碍患者。

二、进食准备及要求的内容

表 5.1.3　进食准备及要求的内容

进食准备	进食要求
① 进食环境	① 食团在口中的位置
② 食物选择	② 一口量及进食速度
③ 餐具选择	③ 进食前后处置

三、进食准备及要求的风险(注意事项)

(1) 注意用一次性餐具或老年人自带,避免交叉感染。
(2) 密切观察老年人是否存在呼吸困难、剧烈呛咳等反应,避免呛咳、误吸、肺部感染等。

任务实施

本任务为进食准备及要求,具体实施流程如表 5.1.4 所示。

表 5.1.4　进食准备及要求任务实施流程

流程	任　　务	情　　境
工作准备	1. 环境准备:整洁、宽敞、明亮,温度、湿度适宜。 2. 治疗师准备:洗净双手,着装整洁。 3. 老人准备:理解和配合,取端坐位或半坐卧位。 4. 物品准备:靠背椅、杯子、勺子、吸管、碗、性状适宜的食物、水、凝固粉。	图 5.1.1　进食训练物品
沟通评估	1. 沟通。携带用物,向老人解释进食准备及要求的目的、训练关键步骤,讲解需要老人注意和(或)配合的内容,询问老人对操作过程是否存在疑问等。 2. 评估。对老人进行综合评估(可通过老人和家属了解): (1) 全身情况(精神状态、二便、睡眠等)。 (2) 局部情况(体位、饮水试验情况)。 (3) 特殊情况(体重是否减轻、咳嗽反射)。	
实施过程	1. 进食环境。安静舒适,进食时不要大声说话,让老人保持轻松愉快的心情。见视频 5.1.1。 视频 5.1.1 进食环境 2. 食物选择。①密度均匀;②黏度合适,不易松散;③浓稠食物与稀薄食物相对更安全;④具备一定硬度,通过咽和食管时可发生形态改变但极少粘在黏膜上;⑤食物需要兼顾色、香、味。见视频 5.1.2。 视频 5.1.2 食物选择	图 5.1.2　多种性状食物

流程	任务		情境
实施过程	3. 餐具选择。①匙羹：柄粗长，匙面小，不易粘上食物，边缘钝；②碗：可选用广口平底或边缘倾斜的碗，为防止老人舀食物时碰翻餐具，可在碗下放置防滑垫；③杯子：缺口杯或不易碰到鼻子的杯子。见视频5.1.3。	视频5.1.3 餐具选择	图5.1.3 多种餐具
	4. 食团在口中的位置。把食物放在健侧舌后部或健侧颊部。见视频5.1.4。	视频5.1.4 食团在口中的位置	
	5. 一口量及进食速度。①一般正常人一口量：液体5～20毫升，布丁或果酱5～7毫升，浓稠泥状物3～5毫升，肉团2毫升。为防止误吸，先以少量试之，可结合声门上吞咽法去除咽部残留食物。②进食速度：前一口吞完再进食下一口，避免两次食物重叠入口情况。见视频5.1.5。	视频5.1.5 一口量及进食速度	图5.1.4 各种性状一口量食物
	6. 进食后处置。①清理口腔及咽部的痰液、分泌物和食物残渣，以防止误吸。②观察进食情况。见视频5.1.6。	视频5.1.6 进食后处置	图5.1.5 口腔清洁
观察整理	1. 随时观察老人反应及其感受，发现异常立即停止。 2. 健康宣教：根据评估结果，给老人开展进食安全、饮食营养等健康宣教。 3. 整理用品，洗手。		

评价反馈

表5.1.5可作为自评表，也可作为互评表。

表 5.1.5　评价表

班级：		评价者姓名：	被评价者姓名：	
学习任务			任务名称：进食准备及要求	
评价项目		评 价 标 准	分值	得分
素质 30 分	纪律情况	1. 无无故缺勤、迟到、早退现象。	3	
		2. 准备好学习用品并清点齐全。	3	
		3. 穿着实训服,严格遵守实训室要求。	3	
	职业素质	1. 自己的工位桌面、地面整洁无杂物。	3	
		2. 与小组成员、同学之间能合作,协调能力强。	5	
		3. 能做到尊老助老护老、细心爱心耐心关心。	5	
	自主学习	1. 按时完成工作页,书写整齐,内容完整准确。	4	
		2. 多次交流讨论,见解新颖有创意。	4	
技能 50 分	工作准备	1. 治疗师洗净双手,着装整洁;老人取端坐位。	2	
		2. 物品准备齐全。	3	
	评估实施	1. 环境布置适当,食物准备恰当,餐具选择正确。	20	
		2. 放置食物位置正确,一口量正确,进食前后处置规范。	20	
	健康宣教	1. 进食安全的宣教。	2	
		2. 饮食营养的宣教。	3	
知识 20 分	知识掌握	1. 能判断直接摄食训练的适用对象。	10	
		2. 能流利阐述进食准备及要求的标准。	10	
合　　计			100	

工作任务 2　食物选择与调配

任务情境

【功能水平】刘爷爷,70岁,牙齿脱落较严重,未佩戴假牙。饮水偶有呛咳,能和人正常对话交流,言语清晰度可;张口、咧嘴、噘嘴、咂唇、鼓腮较好,有食物残留在舌面和口腔颊部。吞咽启动可,喉上抬幅度稍差,能主动咳嗽、清嗓。洼田饮水试验2次喝完,但有呛咳。

【活动水平】生活能自理。

【参与水平】住在养老机构,每周参加老年大学组织的手工活动。

【个人与环境】有医疗保险,有退休工资,养老机构公寓单人套间。

请为刘爷爷进行食物选择与调配。

任务目标

1. 掌握食物选择与调配的内容,了解食物选择与调配的目的。
2. 熟悉国际吞咽障碍食物标准行动委员会(IDDSI)测试的方法,能指导并帮助老年人及家属完成食物选择与调配,改善进食情况。
3. 觉察到老年人吞咽困难的风险性;进行完善的食物选择与调配以降低误吸风险。

任务书

表 5.2.1　任务及时间分配表

任　　务	时　间　分　配	实际完成时间
1. 分组:小组成员	3分钟	
2. 填表:任务分配表	2分钟	
3. 研读:知识梳理	5分钟	
4. 讨论:3个引导问题	5分钟	
5. 演练:食物选择与调配操作	5分钟	
6. 评价	5分钟	

任务分配

表 5.2.2　问题讨论分配表

小　组　成　员	讨论任务分工
	思考并回答引导问题 第____题
	思考并回答引导问题 第____题
	思考并回答引导问题 第____题

问题驱动

- **问题1**：吞咽障碍食物分级的内容及标准是什么？

- **问题2**：不同类型吞咽障碍食物质地的要求有什么区别？

- **问题3**：刘爷爷的测试应该从什么样的食物开始？为什么？

知识梳理

一、吞咽障碍食物分级的内容及标准

表 5.2.3　液体食物分级标准

	低稠（吸）	中稠（喝）	高稠（吃）
性状描述	入口便在口腔内扩散，下咽时不需要太大的力量。	在口腔内慢慢扩散，容易在舌头上聚集。	明显感觉到黏稠，送入咽部需要一定的力量。
适用人群	适合轻度吞咽障碍患者。	适合吞咽障碍患者开始治疗性经口进食的稠度。	适合重度吞咽障碍患者。
质地描述	倾斜勺子容易从中流出，用"吸"表达最为合适。	如果用汤匙搅拌，仅有少量痕迹残留于汤匙表面。可以用杯子喝，用"喝"表达最为合适。	倾斜勺子不会马上流到杯沿。用"吃"表达最为合适。
黏度/(毫帕·秒)	50～150。	150～300。	300～500。
线圈板测试值/毫米	36～43。	32～36。	30～32。

表 5.2.4　固体食物分级标准

级别	吞咽训练专用	细泥样食物	细馅样食物	软　食
形态	均质、附着力较低、内聚性较高、硬度较软、脱水较少的凝胶状食物。舀成片状，用汤匙舀取时即变成合适的食物团块。	均质光滑，易聚集、可以用汤匙舀起。	有一定的形状，但容易压碎。	不硬、不易分散、不易粘连。
特点	不含或蛋白质含量较少的吞咽调整食物，即使有残留也容易清除。	通过口腔的简单操作可以形成食团。易吞咽；不易在口咽部残留、误吸。	容易形成食团，不会在口腔内发生大量的离水，有一定的内聚性，通过咽腔不容易散开的食物。	具有用筷子或汤匙就能切断的软硬度。
所需咀嚼能力	不需要咀嚼即可直接咽下（整个吞下）。	有食团形成能力和食团保持能力，不需要撕咬或者咀嚼。	有舌头和上下颚之间的压碎能力。	需要牙齿间的挤压或碾压，即使没有牙齿也能吞咽；有上下牙床间的碾压能力。
食物举例	用食品功能调整剂制作的茶凝胶或果汁凝胶。	添加食物功能调整剂、经过搅拌机搅拌后的各种均质食物。	添加食物功能调整剂搅拌后制成的食品，如三分粥、五分粥、各种软食。	软菜食、流食作为主要食物，有全粥、软饭，以及加入食物功能调整剂搅拌后制成的硬度较高的食物。
适合的对象	作为吞咽造影或吞咽内镜最容易咽下的候选检查食物。拔管前后的患者和经口进食的初试患者。	不需要咀嚼能力但有意识地将舌头推向上颚的患者。有运送食物的能力。可以经口进食的患者。	通过舌头与上下颚可以压碎食物，可以通过舌头运送食物。	高龄老人以及存在误吸风险的吞咽功能及咀嚼功能下降的人群。
汤匙倾侧测试	质地足够黏，可在汤匙上维持原状。若将汤匙侧倾，则一整个汤匙的食物会全部落下。	将汤匙侧倾，整匀食物会滑出。	可以在汤匙上保持形状；当向下或向一侧倾汤匙或者轻微摇晃汤匙时，整匀食物会全部滑下，在餐盘上可成团状或缓慢塌陷。	使用汤匙边缘可将此类食物切断或分成小块；当使用汤匙的头部下压一块拇指大小的食物时可将食物压扁；将汤匙移开，食物不会恢复原状。
营养标准	仅作训练用，无特殊营养要求，不作为提供能量使用。	正餐每餐可选择 3 大类食物；餐次：正餐 3 次＋加餐 2～3 次；正餐能量目标：300 千卡/300 毫升；加餐：100～120 千卡/100 毫升。每天能量：1 200～1 600 千卡。	正餐每餐选择 3～4 大类食物；餐次：正餐 3 次＋加餐 1～2 次；正餐能量目标：300～500 千卡/餐；加餐：100～120 千卡/100 毫升。每天能量：1 400～1 800 千卡。	正餐每餐选择 3～4 大类食物；餐次：正餐 3 次＋加餐 1 次；正餐能量目标：300～500 千卡/餐；加餐：100～120 千卡/100 毫升。每天能量：1 400～2 000 千卡。

注：1 卡＝4.185 9 焦耳。

二、不同类型吞咽障碍食物质地的选择

表 5.2.5　不同类型吞咽障碍食物质地的选择

序号	吞咽障碍异常情况	适合的食物质地	应避免的食物质地
1	舌运动受限。	开始时吃浓流质食物,食物质地均一,硬度较低,黏稠度不宜过高。	糊状食物,硬度高的食物。
2	舌的协调性不足。	浓稠液体。	糊状食物,不容易形成食团的食物。
3	舌的力量不足。	稀液体,黏附性低、硬度低的食物。	大量糊状食物,黏度高、黏附性强的食物。
4	舌根部后缩不足。	稀液体,黏附性低、硬度低的食物。	高黏稠性食物。
5	咽期吞咽延迟。	浓稠液体。	稀液体和流质。
6	呼吸道闭合不足,误吸风险高。	布丁和糊状食物。	稀液体和流质。
7	喉上抬不足/环咽肌功能紊乱。	稀液体。	很浓稠和高黏稠性。
8	咽壁收缩不足,残留较多。	稀液体,黏附性低的食物。	很浓稠和高黏稠性。
9	环咽段功能紊乱或开放不完全。	稀流质。	很浓稠和高黏稠性。

三、不同性状食物的调配方法

1. 软食

将热的食材、高汤(均为 70 摄氏度)和半固化食物调节剂(以舒食素 U 为例)一起放入搅拌机,搅拌至均匀;倒入容器中即可成软食。

2. 半流质

为保障吞咽障碍患者安全进食流质,将流质添加增稠剂。增稠剂的应用不仅是治疗,也是评估的重要工具,如吞咽造影下试食不同类型的食物,也是患者经口进食食物的依据。

3. 糊状食物(以粥为例)

改变食物的感官性状,进而使糊状食物成形。将每天所需食物混合,以 140 毫升液体(菜汤或水)＋相应容积食物(1∶1)为 1 份,加 1.5 袋增稠剂(6.4 克/袋),用搅拌机搅碎成相应稠度食物。根据少量多餐原则,每餐＜300 毫升,每天总量分多餐完成进食。调配后食物特点:可以改善搅拌粗纤维食物的口感,使搅拌后的食物更顺滑,增加患者的依从性。减少口腔残留且不受温度影响。

任务实施

本任务为食物选择与调配,具体实施流程如表 5.2.6 所示。

表 5.2.6　食物选择与调配任务实施流程

流程	任务	情境
工作准备	1. 环境准备：整洁、宽敞、明亮，温度、湿度适宜。 2. 治疗师准备：洗净双手，着装整洁。 3. 老人准备：理解和配合，取端坐位或半坐卧位。 4. 物品准备：靠背椅、杯子、勺子、餐叉、筷子、吸管、碗、水、凝固粉、两个10毫升注射器、秒表。	图 5.2.1　物品
沟通评估	1. 沟通。携带用物，向老人解释食物选择与调配的目的、训练关键步骤，讲解需要老人注意和（或）配合的内容，询问老人对操作过程是否存在疑问等。见视频 5.2.1。 2. 评估。对老人进行综合评估（可通过老人和家属了解）： （1）全身情况（精神状态、二便、睡眠等）。 （2）局部情况（体位、饮水试验情况）。 （3）特殊情况（体重是否减轻、咳嗽反射）。	视频 5.2.1 食物选择与调配沟通讲解
实施过程 （IDDSI测试的过渡型食物测试技术） 视频 5.2.2 过渡型测试	1. 使用勺子将食物压扁并使其破碎，并且不再保持原状。	图 5.2.2　压碎食物
	2. 使用筷子施加最小压力，食物被轻松分开。	图 5.2.3　筷子压食物
	3. 用食指和拇指揉捏食团可使其破碎，并且不会恢复原状。	图 5.2.4　食指和拇指揉捏食团
	4. 食物明显融化，并且不会恢复原状（如冰块）。	

（续表）

流程	任务	情境
实施过程（IDDSI测试的食物测试技术） 视频 5.2.3 食物测试技术	1. 餐叉滴落测试：将适量食物放置于餐叉上，观察食物从餐叉缝隙间滴落情况。	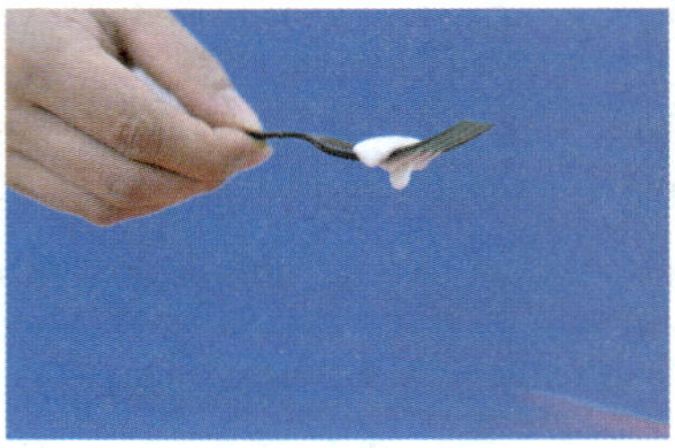 图 5.2.5　餐叉滴落测试
	2. 勺子侧倾测试：将适量食物放置于勺子中，将勺子侧倾，观察食物从勺子中流出情况和勺中是否有食物粘连。	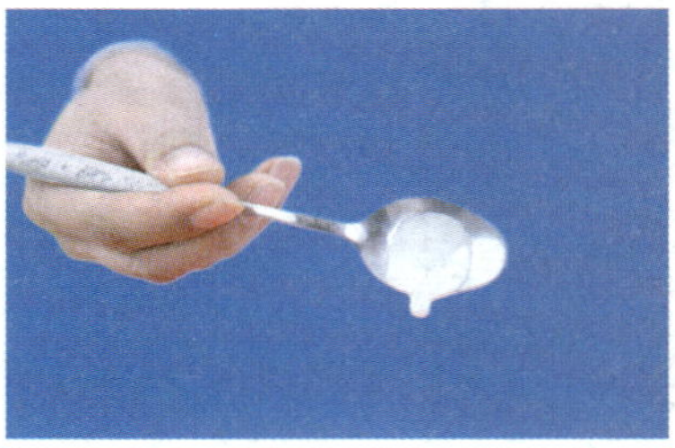 图 5.2.6　勺子侧倾测试
	3. 餐叉压力测试和勺子压力测试：用餐叉或勺子的底部下压拇指盖大小的食团，压力大小为发力时拇指指甲明显变白，观察食团的变化。	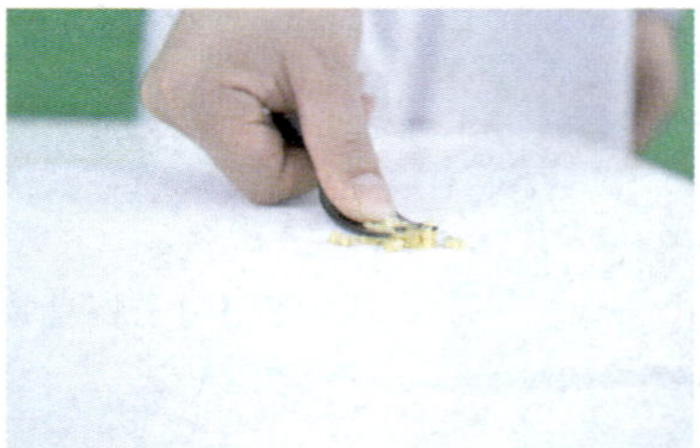 图 5.2.7　餐叉压力测试
	4. 筷子测试：具体如图 5.2.8 所示。	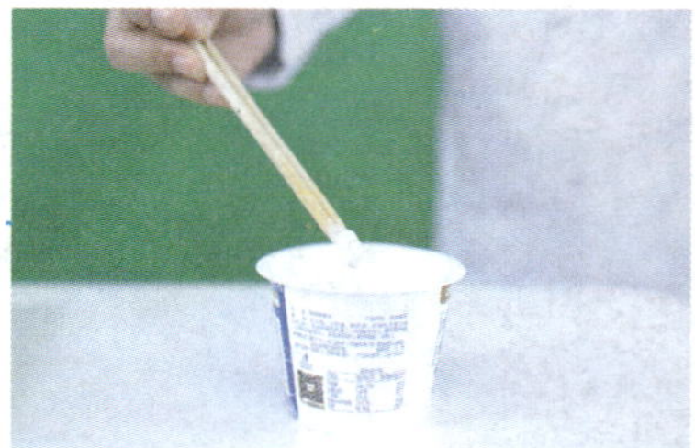 图 5.2.8　筷子测试
	5. 手指测试：将适量食物用手指进行捏取、加压，观察食物的变化和手指上的残留。	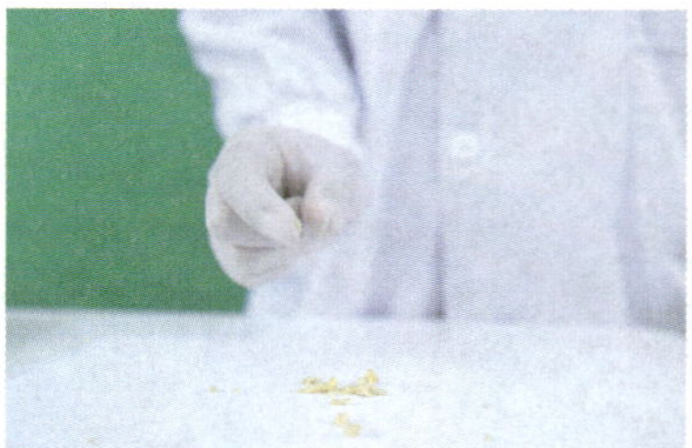 图 5.2.9　手指测试

（续表）

流程	任 务	情 境
实施过程 （IDDSI 测试的 饮品测试 技术） 视频 5.2.4 饮品测试技术	1. 将一个 10 毫升注射器移除橡皮活塞，用手指抵住注射器漏嘴，保持密封。	图 5.2.10　手指抵住注射器
	2. 用另一个注射器向注射器筒内添加 10 毫升液体。	图 5.2.11　注射器筒内 10 毫升液体
	3. 秒表开始计时，同时将手指从漏嘴处移开。 4. 10 秒时，用手指再次抵住漏嘴，使液体停止滴落。 5. 记录 10 秒后注射筒内的液体残留量。	
观察整理	1. 随时观察老人反应及其感受，发现异常立即停止。 2. 健康宣教：根据评估结果，给老人开展进食安全、饮食营养等健康宣教。 3. 整理用品，洗手。	

评价反馈

表 5.2.7 可作为自评表，也可作为互评表。

表 5.2.7　评价表

班级：	评价者姓名：	被评价者姓名：		
学习任务	任务名称：食物选择与调配			
评价项目		评价标准	分值	得分
素质 30	纪律情况	1. 无无故缺勤、迟到、早退现象。	3	
		2. 准备好学习用品并清点齐全。	3	
		3. 穿着实训服，严格遵守实训室要求。	3	
	职业素质	1. 自己的工位桌面、地面整洁无杂物。	3	
		2. 与小组成员、同学之间能合作，协调能力强。	5	
		3. 能做到尊老助老护老、细心爱心耐心关心。	5	

（续表）

评价项目		评价标准	分值	得分
素质 30	自主学习	1. 按时完成工作页，书写整齐，内容完整准确。	4	
		2. 多次交流讨论，见解新颖有创意。	4	
技能 50	工作准备	1. 治疗师洗净双手，着装整洁；老人取端坐位。	2	
		2. 物品准备齐全。	3	
	评估实施	1. 环境布置适当，食物准备恰当，餐具选择正确。	20	
		2. IDDSI测试操作规范、步骤熟练、记录详细。	10	
	健康宣教	1. 进食安全的宣教。	5	
		2. 饮食营养的宣教。	5	
知识 20	知识掌握	1. 能判断事物的性状及适用对象。	10	
		2. 能流利阐述食物选择与调配的标准。	10	
合 计			100	

工作任务 3 　　进食体位与姿势

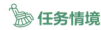

【功能水平】 刘爷爷,70 岁,牙齿脱落较严重,未佩戴假牙。饮水偶有呛咳,能和人正常对话交流,言语清晰度可;张口、咧嘴、噘嘴、咂唇、鼓腮较好,有食物残留在舌面和口腔颊部。吞咽启动可,喉上抬幅度稍差,能主动咳嗽、清嗓。洼田饮水试验 2 次喝完,但有呛咳。

【活动水平】 生活能自理。

【参与水平】 住在养老机构,每周参加老年大学组织的手工活动。

【个人与环境】 有医疗保险,有退休工资,养老机构公寓单人套间。

请为刘爷爷进行进食体位与姿势准备。

任务目标

1. 掌握进食体位与姿势的内容,熟悉直接摄食训练的适用对象,了解进食体位与姿势的目的。
2. 学会进食体位与姿势的方法,能指导并帮助老年人完成直接摄食训练,改善吞咽功能。
3. 觉察到老年人吞咽困难的风险性;进行完善的进食体位与姿势以降低误吸风险。

任务书

表 5.3.1 　任务及时间分配表

任　　务	时 间 分 配	实际完成时间
1. 分组:小组成员	3 分钟	
2. 填表:任务分配表	2 分钟	
3. 研读:知识梳理	5 分钟	
4. 讨论:3 个引导问题	5 分钟	
5. 演练:进食体位与姿势操作	5 分钟	
6. 评价	5 分钟	

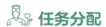

表 5.3.2 　问题讨论分配表

小 组 成 员	讨论任务分工
	思考并回答引导问题 第____题
	思考并回答引导问题 第____题
	思考并回答引导问题 第____题

问题驱动

- **问题 1**：进食体位与姿势的意义是什么？

- **问题 2**：特定吞咽异常采用的姿势与作用原理是什么？

- **问题 3**：刘爷爷吞咽异常原因及应该采用的进食姿势是什么？

知识梳理

一、进食体位与姿势的意义

主要针对生命体征稳定，意识状态清醒，格拉斯哥昏迷量表≥12分，能产生吞咽反射，发生误吸时能自主咳嗽咳出的吞咽障碍患者。

二、特定吞咽异常采用的姿势与作用原理

表5.3.3 特定吞咽异常采用的姿势与作用原理

序号	吞咽造影检查所见异常	采用的姿势	作用的机制
1	食团口内运送慢（舌的后推力差）。	仰头吞咽。	利用重力使食团移动。
2	咽期吞咽启动迟缓（食团已过下颌，咽吞咽尚未启动）。	低头吞咽。	使会厌谷增宽，防止食团进入气道；呼吸道入口变窄；将会厌后推。
3	舌根部后推运动不足（会厌谷残留）。	低头吞咽；多次吞咽；从仰头至点头吞咽。	推舌根部向后靠近咽壁。
4	一侧声带麻痹或手术切除（吞咽时发生误吸）。	头转向患侧；低头吞咽。	向甲状软骨后推、施压；促使声带接近，呼吸道入口变窄；使食团移向健侧。
5	呼吸道闭合不全（吞咽时误吸）。	低头吞咽。	使会厌推后，处于更好的保护呼吸道位置；呼吸道入口变窄；借助外压使声带闭合

（续表）

序号	吞咽造影检查所见异常	采用的姿势	作用的机制
6	咽收缩无力（残留物分布全咽）。	侧卧吞咽，空吞咽、多次吞咽。	利用重力作用消除咽残留物。
7	单侧咽麻痹（单侧咽有残留）。	头转向健侧。	使食团向健侧通过。
8	同一侧口腔和咽的无力（同侧口腔和咽有残留）。	头侧向患侧。	使患侧吞咽通道解剖结构变得狭窄或关闭，把食团挤压下去。
9	环咽肌功能紊乱（梨状隐窝残留）。	左、右转头。	牵拉环状软骨致后咽壁向外，降低环咽段的静止压。

三、进食体位与姿势的训练风险

（1）密切观察老年人是否存在呼吸困难、剧烈呛咳等反应，避免呛咳、误吸、肺部感染等。

（2）餐后指导老年人坐位或半坐卧位休息至少30分钟。

（3）耐力差的老年人应当少食多餐。

任务实施

本任务为进食体位与姿势，具体实施流程如表5.3.4所示。

表5.3.4　进食体位与姿势任务实施流程

流程	任务	情境
工作准备	1. 环境准备：整洁、宽敞、明亮，温度、湿度适宜。	
	2. 治疗师准备：洗净双手，着装整洁。	
	3. 老人准备：理解和配合，取端坐位或半坐卧位。	
	4. 物品准备：靠背椅、杯子、勺子、吸管、碗、性状适宜的食物、水、凝固粉。	图5.3.1　进食体位 图5.3.2　进食训练物品

（续表）

流程	任 务	情 境
沟通评估	1. 沟通。携带用物，向老人解释进食体位与姿势的目的、训练关键步骤，讲解需要老人注意和（或）配合的内容，询问老人对操作过程是否存在疑问等。见视频5.3.1。 视频5.3.1 进食体位与姿势沟通讲解	
	2. 评估。对老人进行综合评估（可通过老人和家属了解）： （1）全身情况（精神状态、二便、睡眠等）。 （2）局部情况（体位转移及保持能力、饮水试验情况）。 （3）特殊情况（体重是否减轻、咳嗽反射）。	
实施过程（躯干姿势）	1. 半坐位姿势。至少取躯干30度仰卧位，头部前屈，患侧肩部以枕垫起，喂食者于老人健侧。见视频5.3.2。 视频5.3.2 半坐位姿势	图5.3.3 半坐位姿势
	2. 坐位姿势。双脚平稳接触地面，双膝关节屈曲90度，躯干挺直，前方放一高度适宜的餐桌，双上肢自然放于桌面。见视频5.3.3。 视频5.3.3 坐位姿势	图5.3.4 坐位姿势
实施过程（头部姿势）	1. 仰头吞咽。使口咽的解剖位置变宽，增加食管内压力。见视频5.3.4。 视频5.3.4 仰头吞咽	图5.3.5 仰头吞咽
	2. 低头吞咽。下颌与胸骨柄部靠近。见视频5.3.5。 视频5.3.5 低头吞咽	图5.3.6 低头吞咽

（续表）

（续表）

流程	任务	情境
实施过程（头部姿势）	3. 转头吞咽。使咽食管腔内压力下降。见视频5.3.6。 视频5.3.6 转头吞咽	图5.3.7 转头吞咽
	4. 侧头吞咽。头部向健侧倾斜，使食团由于重力作用移向健侧。见视频5.3.7。 视频5.3.7 侧头吞咽	图5.3.8 侧头吞咽
	5. 从仰头到点头吞咽。颈部后屈仰头，将会厌残留食物挤出，紧接着尽量前屈（即点头），同时用力做吞咽动作。见视频5.3.8。 视频5.3.8 从仰头到点头吞咽	
	6. 空吞咽与交互吞咽。每次进食吞咽后，反复进行几次空吞或饮极少量的水（1～2毫升）。见视频5.3.9。 视频5.3.9 空吞咽与交互吞咽	
观察整理	1. 随时观察老人反应及其感受，发现异常立即停止。 2. 健康宣教：根据评估结果，给老人开展进食安全、饮食营养等健康宣教。 3. 整理用品，洗手。	

评价反馈

表5.3.5可作为自评表，也可作为互评表。

表 5.3.5　评价表

班级：		评价者姓名：	被评价者姓名：	
学习任务			任务名称：进食体位与姿势	
评价项目		评 价 标 准	分值	得分
素质 30	纪律情况	1. 无无故缺勤、迟到、早退现象。	3	
		2. 准备好学习用品并清点齐全。	3	
		3. 穿着实训服,严格遵守实训室要求。	3	
	职业素质	1. 自己的工位桌面、地面整洁无杂物。	3	
		2. 与小组成员、同学之间能合作,协调能力强。	5	
		3. 能做到尊老助老护老、细心爱心耐心关心。	5	
	自主学习	1. 按时完成工作页,书写整齐,内容完整准确。	4	
		2. 多次交流讨论,见解新颖有创意。	4	
技能 50	工作准备	1. 治疗师洗净双手,着装整洁;老人取端坐位。	2	
		2. 物品准备齐全。	3	
	评估实施	1. 环境布置适当,食物准备恰当。	30	
		2. 进食体位与姿势训练操作规范,过程熟练。	10	
	健康宣教	1. 进食安全的宣教。	2	
		2. 饮食营养的宣教。	3	
知识 20	知识掌握	1. 能判断各种进食体位与姿势的适用对象。	10	
		2. 能流利阐述进食体位与姿势的作用原理。	10	
合　　计			100	

工作领域六

其他方法

工作任务 1　口腔护理

🧹 任务情境

【功能水平】黎奶奶,61岁,能对话交流,但言语清晰度不佳;吞咽费力;流涎,口腔内污物较多,口腔卫生较差;咧嘴、噘嘴、鼓腮欠充分;舌运动欠充分,舌轮替运动差,软腭上抬可;咽反射有,主动咳嗽力量可。

【活动水平】偶尔需要他人协助。

【参与水平】与小儿子同住,较少出门。

【个人与环境】有医疗保险,有退休工资,住小儿子家的单独卧室。

由于黎奶奶口腔卫生情况较差,请为黎奶奶进行口腔护理。

📖 任务目标

1. 能总结口腔护理的方法,且能阐述操作要点和注意事项。
2. 具备开展不同口腔护理技术的能力,并能够根据老年人的情况恰当选用。
3. 具有安全意识,动作轻柔,力度适中,避免在护理过程中损伤老年人口腔黏膜或引发误吸;养成细心观察老年人反应的职业习惯,耐心询问护理过程中老年人的感受,根据反馈及时调整。

📖 任务书

表 6.1.1　任务及时间分配表

任　　务	时 间 分 配	实际完成时间
1. 分组:小组成员	3 分钟	
2. 填表:任务分配表	2 分钟	
3. 研读:知识梳理	5 分钟	
4. 讨论:3 个引导问题	5 分钟	

（续表）

任　　务	时 间 分 配	实际完成时间
5. 演练：口腔护理	5分钟	
6. 评价	5分钟	

任务分配

表 6.1.2　问题讨论分配表

小　组　成　员	讨论任务分工
	思考并回答引导问题 第___题
	思考并回答引导问题 第___题
	思考并回答引导问题 第___题

问题驱动

⊙ 问题 1：什么情况下需要给老年人进行口腔护理？

⊙ 问题 2：口腔护理有哪些方法？

⊙ 问题 3：在为黎奶奶进行口腔护理的过程中，应注意什么？

知识梳理

一、护理溶液及口腔护理用物的选择

口腔护理溶液/剂的选择，临床中选择最多的是生理盐水，其次是氯己定。氯己定能降低呼吸机相关性肺炎的发生率。

口腔护理用物，常见的有负压吸引牙刷、软毛牙刷、电动牙刷、牙线等，根据患者评估情况进行准备（见工作领域三工作任务 2"口腔卫生评估"）。

二、口腔护理的方法

临床上,口腔护理方法以棉球/棉签/纱布擦拭居多,其次是擦拭加冲洗法。

1. 含漱法

(1)对象:洼田饮水试验Ⅲ级及以下的吞咽障碍者,如鼻咽癌放化疗术后患者;不适用于有认知障碍或严重吞咽功能障碍患者。

(2)方法:嘱患者低头含漱,药液在口腔内保留3~5分钟,并用舌上下、左右、前后反复地搅拌。

(3)作用:清除大块残渣及分泌物,减少牙菌斑;使唾液分泌增加,改善口腔的酸性环境,是一种患者自我口腔护理方法。

(4)注意:晨起、饭后和睡前各含漱1次。指导患者漱口时尽量低头,避免仰头时引起误吸、呛咳。

2. 口腔冲洗法

(1)对象:适用于口腔内有病变、伤口,或有钢丝、夹板等固定物的口腔、下颌术后患者。

(2)方法:左手用注射器缓慢注射漱口液,右手持负压吸引管进行抽吸,一边注射一边抽吸,直至口腔全部冲洗干净。注射式负压吸引法是目前常用、较好的冲洗法。

(3)作用:物理性冲洗可替代唾液起到物理冲刷作用。

(4)注意:该方法可冲洗掉大部分细菌,注水及抽吸需2人配合操作,耗费人力,抽吸不及时及不干净,易导致患者呛咳或误吸。另外很难清除舌苔或痰痂。

3. 机械性擦洗法

(1)对象:适用于昏迷或有气管切开的患者。

(2)方法:传统方法以棉球擦洗为主,改良的方法包括使用妇科棉枝、纱布、一次性棉拭子、海绵刷等进行擦洗。

(3)作用:机械性擦洗可以有效去除牙菌斑。

(4)注意:擦洗法能有效去除菌斑,但存在清洗范围小、压力不足等缺点,当口腔分泌物、污物较多时难以擦拭干净,建议在口腔护理前先行吸引或结合冲洗法进行口腔护理。另外,需特别注意擦洗力度,避免发生机械性损伤。

三、口腔护理的注意事项

1. 尽量避免口腔黏膜损伤

(1)操作时,应正确使用开口器和压舌板,钳端保证完全包裹在棉球里,避免止血钳碰伤、擦伤口腔黏膜。使用负压式吸引牙刷时,负压压力避免过大,导致口腔黏膜损伤。(2)擦洗口腔黏膜溃疡面、糜烂处时,动作要轻柔,避免损伤导致出血。(3)口腔有白膜或分泌物覆盖时,不能强行擦除。(4)如果口腔黏膜损伤导致活动性出血,应使用棉球进行压迫止血。

2. 尽量避免误吸发生

(1)口腔护理前应协助患者摆放正确体位;(2)棉球不宜过湿;(3)若有痰液,应充分清除痰液;(4)佩戴气管套管者,口腔护理前,应检查气囊压力,控制冲洗速度及量。

任务实施

本任务为口腔护理,具体实施流程如表6.1.3所示。

表 6.1.3　口腔护理任务实施流程

流程	任　务	情　境
工作准备	1. 环境准备：整洁、宽敞、明亮，温度、湿度适宜。 2. 治疗师准备：洗净双手，着装整洁。 3. 老人准备：理解和配合，取端坐位或半卧位。 4. 物品准备：口腔护理包（棉球、棉签、纱布、镊子、治疗巾、弯盘、压舌板），纸巾，水杯，吸水管，手电筒，舌钳，开口器，适宜漱口液及口腔黏膜用药。	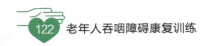 图 6.1.1　口腔护理物品
沟通评估	1. 沟通。携带用物，向老人解释口腔护理操作，讲解需要老人注意和（或）配合的内容，询问老人对操作过程是否存在疑问等。 2. 评估。对老人进行综合评估（可通过老人和家属了解）： （1）全身情况（精神状态、自理能力、合作程度等）。 （2）局部情况（口腔情况、肢体活动度等）。 （3）特殊情况（有无传染病、口腔黏膜破损、误吸等）。	
实施过程 （准备）	（1）查对，向老人及家属解释接下来的护理内容，取得配合。 （2）给老人颈下铺上治疗巾。 （3）使用棉球蘸取生理盐水，润湿老人口周。 （4）嘱老人张口，并用压舌板轻轻撑开老人颊部，视查口腔情况（若无法张口，可使用口镜或开口器辅助张开）。 （5）将弯盘放置在老人胸前或口角旁。	
实施过程 （含漱法）	（1）根据口腔情况选择合适的漱口液。见视频 6.1.1。 （2）协助自含或使用吸水管吸取漱口液。 （3）嘱低头含漱，药液保留在口腔内 3～5 分钟，含漱时，用舌上下、左右、前后反复地搅拌。 （4）含漱后，嘱吐至弯盘，数次后擦净嘴角。	视频 6.1.1 含漱法
实施过程 （口腔冲洗法）	（1）使用注射器抽吸漱口液，用注射器缓慢往口内注射漱口液进行冲洗，顺序为：双侧牙间隙→龈颊沟→创面→上颚→舌→口底。冲洗中观察老人反应及耐受能力。见视频 6.1.2。 （2）冲洗同时，助手手持负压吸引管对口腔内冲洗液进行抽吸（或自己左手注射，右手抽吸），并指导老人将口内液体用舌顶出，方便吸净。 （3）冲洗完毕后，为老人擦净嘴角或擦洗面部，润唇。	视频 6.1.2 口腔冲洗法

(续表)

流程	任 务	情 境
实施过程（机械性擦洗法）	（1）使用棉球或棉签等蘸取生理盐水。见视频6.1.3。 （2）清醒的老人，协助其使用棉签擦洗口腔各部位。 （3）昏迷或神志不清的老人，使用止血钳夹紧湿润棉球，钳端保证完全包裹在棉球里，棉球不可过湿，不能挤出液体为宜，防止误吸。 （4）清洁口腔顺序：唇→颊→齿→腭→舌→口底；擦洗牙齿顺序：外面→内面→咬合面。每擦洗一个部位，更换一个棉球。 （5）老人舌苔厚或口腔分泌物过多时，使用压舌板包裹纱布擦净分泌物，擦洗硬腭时勿触及咽部，以免引起恶心。 （6）擦洗完毕，协助清醒的老人漱口；昏迷的老人禁止漱口，擦净嘴角即可。 （7）最后，借助压舌板及手电筒检查老人口腔，有口腔疾病的老人，按医嘱涂抹药物，润唇；清点棉球数量，避免棉球残留于老人口腔。	视频6.1.3 机械性擦洗法
观察整理	1. 随时观察老人反应及其感受，发现异常立即停止。 2. 健康宣教：给老人及家属开展口腔卫生重要性、口腔护理方法、口腔卫生维护等健康宣教。 3. 安置卧位，整理用物，浸泡消毒，洗净双手，记录情况。	

评价反馈

表6.1.4可作为自评表，也可作为互评表。

表6.1.4 评价表

班级：	评价者姓名：	被评价者姓名：		
学习任务		任务名称：口腔护理		
评价项目		评 价 标 准	分值	得分
素质 30	纪律情况	1. 无无故缺勤、迟到、早退现象。	3	
		2. 准备好学习用品并清点齐全。	3	
		3. 穿着实训服，严格遵守实训室要求。	3	
	职业素质	1. 自己的工位桌面、地面整洁无杂物。	3	
		2. 与小组成员、同学之间能合作，协调能力强。	5	
		3. 能做到尊老助老护老、细心爱心耐心关心。	5	
	自主学习	1. 按时完成工作页，书写整齐，内容完整准确。	4	
		2. 多次交流讨论，见解新颖有创意。	4	

（续表）

评价项目		评 价 标 准	分值	得分
技能 50	工作准备	1. 治疗师洗净双手，着装整洁；老人取端坐位或半卧位。	2	
		2. 物品准备齐全。	3	
	评估实施	1. 学会根据不同老人的情况判断适用的口腔护理方法。	20	
		2. 掌握口腔护理的具体操作。	20	
	健康宣教	1. 进行口腔卫生重要性的宣教。	2	
		2. 进行口腔护理的宣教。	3	
知识 20	知识掌握	1. 能归纳口腔护理的方法和操作要点。	15	
		2. 能阐述口腔护理的注意事项。	5	
合　　计			100	

（续表）

工作任务 2　误吸的预防

任务情境

【功能水平】周奶奶,72岁,能简单对话交流,吞咽费力;流涎,口腔卫生较差;咧嘴、噘嘴、鼓腮欠充分;舌运动欠充分,舌轮替运动差,软腭上抬力量弱;咽反射无,清嗓差,咳嗽力量弱。

【活动水平】偶尔需要他人协助。

【参与水平】独自居住,每天晚上有子女轮流陪护。

【个人与环境】有医疗保险,有退休工资,小区内自家住房。

请为周奶奶评估误吸的风险因素,并为其制定相应的预防措施,避免其发生误吸。

任务目标

1. 能判断容易引发老年人误吸的风险因素,归纳预防措施。
2. 学会评估老年人误吸风险,并根据风险因素制定预防措施,以及具备动态调整的能力。
3. 养成细心观察老年人反应的职业习惯;具有安全意识,避免老年人误吸的发生;耐心询问老年人的进食习惯,熟知老年人情况。

任务书

表 6.2.1　任务及时间分配表

任　务	时　间　分　配	实际完成时间
1. 分组:小组成员	3 分钟	
2. 填表:任务分配表	2 分钟	
3. 研读:知识梳理	5 分钟	
4. 讨论:3 个引导问题	5 分钟	
5. 演练:误吸的预防	5 分钟	
6. 评价	5 分钟	

任务分配

表 6.2.2　问题讨论分配表

小　组　成　员	讨论任务分工
	思考并回答引导问题　第____题
	思考并回答引导问题　第____题
	思考并回答引导问题　第____题

问题驱动

○ 问题 1：老年人发生误吸的风险因素有哪些？

○ 问题 2：误吸的预防措施有哪些？

○ 问题 3：如果周奶奶的进食习惯与你给出的进食建议冲突，如何解决？

知识梳理

一、老年人误吸的风险清单

表 6.2.3　老年人误吸的风险清单

风 险 类 别	风 险 清 单
吞咽障碍	（1）流涎。 （2）进食时出现哽噎。 （3）吞咽后口腔内有食物残留。 （4）饮 2～3 茶匙水，有呛咳。 （5）洼田饮水试验Ⅱ级及以上（见工作领域二工作任务 1）。
咳嗽能力减弱	无咳嗽/仅有气流声/咳嗽声微弱。
胃食管反流	（1）腹胀、反酸、呃逆、呕吐。 （2）胃镜显示反流性食管炎。 （3）24 小时食管 pH 监测提示胃食管反流。
口腔问题	（1）口腔干燥、不清洁。 （2）有口腔黏膜疾病。 （3）有牙齿疾病或缺如、义齿不适。

(续表)

风险类别	风险清单
不良进食	(1) 进食速度过快、一口量过大、总量过多。 (2) 进食刺激性食物。 (3) 餐中注意力分散。 (4) 卧位进餐。
治疗相关因素	(1) 引起意识水平降低的药物和治疗措施。 (2) 引起吞咽功能下降、口咽干燥的药物和治疗措施。
使用方法及结果判定：如满足清单中的一条，则视为存在误吸的风险。	

二、误吸的预防措施

1. 进食环境

吞咽困难患者要在安静环境下进食，避免分心，进餐时禁止讲话交谈，以便促进吞咽和防止误吸。

2. 进食体位与姿势

在不改变患者吞咽生理的情况下通过姿势来改变食物通过的路径，以改善患者吞咽障碍的方法。详见工作领域五工作任务3"进食体位与姿势"。流涎的患者采用卧位姿势进食时应侧卧或头偏向一侧，流涎多者应及时清除。

3. 食物调配及选择

表 6.2.4 不同患者的食物调配及选择

口腔期 吞咽障碍患者	(1) 口腔感觉减退，以大食团(3~5毫升)、粗糙食物为主。 (2) 口腔感觉敏感，以细腻和爽滑质地为主。 (3) 口腔运动障碍，以爽滑、稀流质或浓稠食物免咀嚼为主。
咽期 吞咽障碍患者	(1) 恢复早期，食物的选择可着重于稀薄流质为主。 (2) 恢复中期，食物选择以稀流质稍稠的食物为主。 (3) 恢复后期，以浓稠爽滑食物为主。

吞咽障碍食品分级的内容及标准、不同类型吞咽障碍食物质地的选择，参考工作领域五工作任务2"食物选择与调配"。

4. 进食速度、一口量及餐具的选择

详见工作领域五工作任务1"进食准备及要求"。

5. 进食后的观察与口腔清洁

记录进食相关情况，同时注意观察患者是否有发热、咳嗽、咳痰、呼吸等情况的变化，如有发热、黄痰、咳嗽频率增多，警惕吸入性肺炎的发生。进食后应检查口腔，如有食物残留，可嘱患者进行多次空吞咽，必要时也可协助患者清除。

任务实施

本任务为误吸的预防，具体实施流程如表 6.2.5 所示。

表 6.2.5　误吸的预防任务实施流程

流程	任　　务
工作准备	1. 环境准备：整洁、宽敞、明亮，温度、湿度适宜。 2. 治疗师准备：洗净双手，着装整洁。 3. 老人准备：理解和配合，取端坐位。 4. 物品准备：靠背椅。
沟通评估	1. 沟通。携带用物，向老人解释误吸的风险及评估的目的，讲解需要老人注意和(或)配合的内容，询问老人对操作过程是否存在疑问等。 2. 评估。对老人进行综合评估(可通过老人和家属了解)： (1) 全身情况(精神状态、二便、睡眠、体重等)。 (2) 局部情况(进食体位、口面肌功能、口咽残留情况等)。 (3) 特殊情况(饮食结构、咳嗽反射、呛咳次数、痰量等)。
实施过程	1. 进食环境：在安静环境下进食，避免分心。 2. 进食体位与姿势：采用利于老人吞咽，安全，不导致渗漏、误吸，而又不容易引起老人疲劳的体位和姿势。躯干可采用半坐卧位或坐位。头部姿势可选仰头吞咽、低头吞咽、转头吞咽、侧头吞咽、从仰头到点头吞咽、空吞咽与交互吞咽。 3. 食物选择与调配：根据吞咽障碍老人出现障碍的不同时期所选择的食物有所不同，主要从老人容易吞咽而又不引起误吸的因素考虑，必要时须在吞咽造影下进行选择。食物选择除了对质地要求外还要兼顾食物的色、香、味及温度等。临床实践应用：①首选的食物是糊状食物；②可根据吞咽器官障碍部位导致的吞咽障碍阶段，选择适当的食物并进行合理配制；③食物不能放置过久，变稀的食物容易导致呛咳。 4. 进食速度、一口量及餐具的选择：调整合适的进食速度，前一口吞咽完成后再进食下一口，避免两次食物重复入口的现象。餐具应采用边缘钝厚、勺柄较长、容量为5~10毫升的勺子为宜，便于准确放置食物及控制每勺食物量。 5. 进食后的观察与口腔清洁：观察老人是否有发热、咳嗽、咳痰、呼吸等情况的变化。进食后应检查口腔，如有食物残留，可嘱老人进行多次空吞咽，必要时也可协助老人清除。
观察整理	1. 随时观察老人反应及其感受，发现异常立即停止。 2. 健康宣教：根据评估结果，给老人及家属开展误吸预防、饮食营养等健康宣教。 3. 整理用物，洗净双手。

评价反馈

表 6.2.6 可作为自评表，也可作为互评表。

表 6.2.6　评价表

班级：		评价者姓名：	被评价者姓名：	
学习任务		任务名称：误吸的风险评估及预防措施的制定		
评价项目		评价标准	分值	得分
素质 30	纪律情况	1. 无无故缺勤、迟到、早退现象。	3	
		2. 准备好学习用品并清点齐全。	3	
		3. 穿着实训服，严格遵守实训室要求。	3	

（续表）

评价项目		评 价 标 准	分值	得分
素质 30	职业素质	1. 自己的工位桌面、地面整洁无杂物。	3	
		2. 与小组成员、同学之间能合作，协调能力强。	5	
		3. 能做到尊老助老护老、细心爱心耐心关心。	5	
	自主学习	1. 按时完成工作页，书写整齐，内容完整准确。	4	
		2. 多次交流讨论，见解新颖有创意。	4	
技能 50	工作准备	1. 治疗师洗净双手，着装整洁；老人取端坐位。	5	
		2. 物品准备齐全。	5	
	评估实施	1. 学会误吸的风险评估。	15	
		2. 根据误吸的风险因素，为老人制定相应的预防措施。	15	
	健康宣教	1. 误吸预防的宣教。	5	
		2. 饮食营养的宣教。	5	
知识 20	知识掌握	1. 能判断误吸的风险因素。	10	
		2. 能流利阐述误吸的预防措施。	10	
合　计			100	

工作任务 3　窒息的处理

任务情境

【功能水平】李爷爷,89 岁,阿尔茨海默病患者,意识较不清醒,说话差,吞咽费力;流涎,口腔卫生较差;咧嘴、噘嘴、鼓腮欠充分;舌运动欠充分,舌轮替运动差,软腭上抬可;咽反射无,咳嗽反射减退,咳嗽力量差。

【活动水平】生活不能自理,需要他人协助。

【参与水平】住老年康复医院,卧床,单独护工陪护。

【个人与环境】有医疗保险,有退休工资,老年康复医院双人间。

若李爷爷发生窒息,请为他进行急救处理。

任务目标

1. 能阐述窒息的表现;能总结窒息的处理方法。
2. 学会判断老年人窒息的表现,并迅速采取急救措施,积极开展抢救。
3. 养成细心观察老年人反应的职业习惯,及时注意到老年人的不适;具有安全意识,随时都要有应对窒息风险的意识,且应尽量避免额外肋骨损伤;涉及生命的问题,应高度重视,争分夺秒。

任务书

表 6.3.1　任务及时间分配表

任　　务	时 间 分 配	实际完成时间
1. 分组:小组成员	3 分钟	
2. 填表:任务分配表	2 分钟	
3. 研读:知识梳理	5 分钟	
4. 讨论:3 个引导问题	5 分钟	
5. 演练:窒息的处理	5 分钟	
6. 评价	5 分钟	

任务分配

表 6.3.2　问题讨论分配表

小 组 成 员	讨论任务分工
	思考并回答引导问题 第____题
	思考并回答引导问题 第____题
	思考并回答引导问题 第____题

问题驱动

- 问题1：老年人进食时为什么会发生窒息？

- 问题2：窒息的主要临床表现有哪些？

- 问题3：在为李爷爷施救的过程中，应注意的事项是什么？

知识梳理

一、老年人发生窒息的原因

当食团堵塞在呼吸道或咽喉造成气流阻塞时，将发生窒息。为有吞咽障碍的老年人进行直接摄食训练是一项高风险操作，故操作者随时都要有预防窒息风险的意识并具备一定的抢救技能。

二、窒息的临床表现

主要表现是呼吸困难，或呼吸带有杂声，像被人扼住脖子。异物进入气道后，严重者可完全堵塞气道，迅速出现窒息，导致意识丧失，甚至呼吸、心跳骤停。如果当事人不能给出明确指示，还可以通过以下迹象来判断：(1) 不能说话；(2) 欲用力咳嗽而咳嗽不出；(3) 皮肤、嘴唇和指甲发绀；(4) 瞳孔散大，意识丧失；(5) 大小便失禁等。

三、窒息的急救处理

海姆立克急救法是美国学者海姆立克医生发明的一种简便易行的窒息急救法。操作方法如下：

（1）意识尚清醒的患者可采用站立位或坐位，抢救者站在患者背后，双腿前后弓步，双臂环抱患者，一手握拳，使拇指掌关节点顶住患者腹部正中脐上部位，另一手的手掌压在拳头上，连续快速向内、向上推压冲击6~10次(注意不要伤其肋骨),直至异物被排出。

(2)昏迷倒地的患者采用仰卧位,抢救者骑跨在患者髋部,按上法推压冲击脐上部位。这样冲击上腹部,等于突然增大了腹内压力,可以抬高膈肌,使呼吸道瞬间压力加大,肺内空气被迫排出,阻塞气管的食物上移并被驱出。如果无效,隔几秒后,可重复操作一次,造成人为的咳嗽,将堵塞的食物团块冲出呼吸道。

(3)心肺复苏:如上述操作之后,异物仍然滞留在呼吸道里而且患者没有任何反应,则进行心肺复苏。压迫胸腔的措施可能会使异物排出。

任务实施

本任务为窒息的处理,具体实施流程如表6.3.3所示。

表6.3.3 窒息的处理任务实施流程

流程	任务	情境
工作准备	1. 环境准备:整洁、宽敞、明亮,温度、湿度适宜。 2. 治疗师准备:洗净双手,着装整洁。 3. 老人准备:若意识尚清醒,取站立位或坐位;若已昏迷倒地,取仰卧位。	
沟通评估	1. 沟通。快速向老人解释窒息的处理方法,且简要说明需要老人注意和(或)配合的内容等。 2. 评估。对老人进行综合评估(可通过老人和家属了解): (1)全身情况(精神状态、饮食情况、二便、睡眠等)。 (2)局部情况(呼吸情况、身姿体位等)。 (3)特殊情况(血氧水平、眼神面色、口腔污物、呛咳等)。	
实施过程(站立位)	意识尚清醒的老人可采用站立位或坐位,见视频6.3.1: (1)抢救者站在老人背后,双腿前后弓步,双臂环抱老人。 (2)一手握拳,使拇指掌关节点顶住老人腹部正中脐上部位,另一手的手掌压在拳头上。 (3)连续快速向内、向上推压冲击6~10次(注意不要伤其肋骨),直至异物被排出。	视频6.3.1 站立位
实施过程(仰卧位)	昏迷倒地的老人采用仰卧位,见视频6.3.2: (1)抢救者骑跨在老人髋部。 (2)按上法推压冲击脐上部位。 (3)如果无效,隔几秒后,可重复操作一次。	视频6.3.2 仰卧位
实施过程(心肺复苏)	如上述操作之后,异物仍然滞留在呼吸道里而且老人没有任何反应,则进行心肺复苏。压迫胸腔的措施可能会使异物排出。	
观察整理	1. 随时观察老人反应及其感受,发现异常及时处理。 2. 健康宣教:给老人及家属开展窒息的预防、窒息情况应急处理等健康宣教。 3. 整理用物,洗净双手。	

评价反馈

表 6.3.4 可作为自评表,也可作为互评表。

表 6.3.4 评价表

班级:		评价者姓名:	被评价者姓名:	
学习任务		任务名称:窒息的急救处理		
评价项目		评 价 标 准	分值	得分
素质 30	纪律情况	1. 无无故缺勤、迟到、早退现象。	3	
		2. 准备好学习用品并清点齐全。	3	
		3. 穿着实训服,严格遵守实训室要求。	3	
	职业素质	1. 自己的工位桌面、地面整洁无杂物。	3	
		2. 与小组成员、同学之间能合作,协调能力强。	5	
		3. 能做到尊老助老护老、细心爱心耐心关心。	5	
	自主学习	1. 按时完成工作页,书写整齐,内容完整准确。	4	
		2. 多次交流讨论,见解新颖有创意。	4	
技能 50	工作准备	1. 治疗师洗净双手,着装整洁;老人状态就位。	5	
		2. 物品准备齐全。	5	
	评估实施	1. 学会判断窒息的表现。	10	
		2. 学会窒息的急救处理,并能根据老人情况选择适用操作。	20	
	健康宣教	1. 窒息急救的宣教。	5	
		2. 窒息预防的宣教。	5	
知识 20	知识掌握	1. 能阐述窒息的表现。	10	
		2. 能总结窒息的急救处理。	10	
合 计			100	

参考文献

References

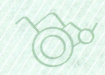

1. 黄昭鸣,朱群怡,卢红云. 言语治疗学[M]. 上海:华东师范大学出版社,2017.
2. 窦祖林. 吞咽障碍评估与治疗[M]. 第 2 版. 北京:人民卫生出版社,2017.
3. 丁文龙,刘学政. 系统解剖学[M]. 第 9 版. 北京:人民卫生出版社,2018.
4. 王如蜜,陈建设,郝建萍,等主译. 国际吞咽障碍食物标准[M]. 北京:北京科学技术出版社,2018.
5. 田莉. 言语治疗技术[M]. 第 3 版. 北京:人民卫生出版社,2019.
6. 万桂芳,张庆苏. 康复治疗师临床工作指南——吞咽障碍康复治疗技术[M]. 北京:人民卫生出版社,2019.
7. 窦祖林. 吞咽障碍康复指南[M]. 北京:人民卫生出版社,2020.
8. Debra M. Suiter,Memorie M. Gosa. 吞咽障碍评估与治疗:一生透视[M]. 窦祖林,主译. 北京:中国科学技术出版社,2021.
9. 兰月. 吞咽障碍居家康复指导[M]. 北京:电子工业出版社,2021.
10. 贾杰. 老年吞咽功能障碍全周期康复指南与临床实践[M]. 上海:复旦大学出版社,2022.
11. 万萍. 言语治疗学[M]. 第 3 版. 北京:人民卫生出版社,2023.

图书在版编目(CIP)数据

老年人吞咽障碍康复训练/田莉,陈欢,向艳华主编.—上海:复旦大学出版社,2024.6
ISBN 978-7-309-17379-6

Ⅰ.①老… Ⅱ.①田… ②陈… ③向… Ⅲ.①老年人-吞咽障碍-康复-职业教育-教材 Ⅳ.
①R745.109

中国国家版本馆 CIP 数据核字(2024)第 075715 号

老年人吞咽障碍康复训练
田 莉 陈 欢 向艳华 主编
责任编辑/陆俊杰

复旦大学出版社有限公司出版发行
上海市国权路 579 号 邮编:200433
网址:fupnet@fudanpress.com   http://www.fudanpress.com
门市零售:86-21-65102580   团体订购:86-21-65104505
出版部电话:86-21-65642845
上海四维数字图文有限公司

开本 890 毫米×1240 毫米 1/16 印张 9 字数 240 千字
2024 年 6 月第 1 版第 1 次印刷

ISBN 978-7-309-17379-6/R·2093
定价:55.00 元

如有印装质量问题,请向复旦大学出版社有限公司出版部调换。
版权所有 侵权必究